Apoyo al soporte vital avanzado

María del Carmen Migoya Méndez
Francisco Crespo Ruiz
María Alicia Rivera Samartino
Ginés Martínez Bastida

Autores: María del Carmen Migoya Méndez, Francisco Crespo Ruiz, María Alicia Rivera Samartino y Ginés Martínez Bastida
Maquetación: Ediciones Nobel

Impresión: Cimapress
ISBN: 978-84-283-3471-6
Depósito legal: M-3190-2015

Impreso en España

Autores

María del Carmen Migoya Méndez. Oviedo (Asturias), 1976. Diplomada Universitaria en Enfermería por la Universidad de León en el año 2001. Graduada en Enfermería por la Universidad de Oviedo en el año 2013. Master en Enfermería de Urgencias, Emergencias y Cuidados Críticos de la Universidad de Oviedo. Master en Investigación en Medicina de Universidad de Oviedo. Postgrado en Pedagogía. Ha desarrollado su labor profesional en diferentes ámbitos asistenciales principalmente relacionados con las urgencias, desde el año 2005 vinculada a las emergencias extrahospitalarias, primero en el Servicio de Atención Médica Urgente de Asturias y en la actualidad en el Servicio de Atención Médica Urgente 061 de las Islas Baleares.

Francisco Crespo Ruiz. Avilés (Asturias), 1968. Diplomado Universitario en Enfermería por la Universidad de Oviedo, en el año 1989. Graduado en Enfermería por la Universidad de Salamanca en el año 2013. Master en Enfermería de Urgencias, Emergencias y Cuidados Críticos de la Universidad de Oviedo. Experto Universitario en Cuidados Intensivos de la Universidad de Oviedo. Instructor en Soporte Vital Básico y Avanzado por el European Resucitation Council. Instructor en Soporte Vital Avanzado Pediátrico y Neonatal del Grupo Español de Reanimación Pediátrica y Neonatal. Profesor Asociado de Ciencias de la Salud de la Universidad de Oviedo, Área de Enfermería de Urgencias. Profesionalmente vinculado a las emergencias extrahospitalarias, actualmente desempena su trabajo en el Servicio de Atención Médica Urgente de Asturias.

María Alicia Rivera Samartino. Linares, Ibias (Asturias), 1960. Diplomada Universitaria en Enfermería por la Universidad de Oviedo en el año 1985. Experta Universitaria Autores VI en Enfermería de Urgencias por la Escuela de Ciencias de la Salud de la Universidad Complutense de Madrid en el año 1993. Ha desarrollado su labor profesional en diferentes ámbitos asistenciales, en los últimos 20 años en un Servicio de Urgencias Hospitalario (Hospital Valle del Nalón, Riaño, Langreo, Asturias).

Ginés Martínez Bastida. Ponferrada (León), 1963. Licenciado en Medicina y Cirugía por la Universidad de Oviedo en el año 1987. Especialista en Medicina Familiar y Comunitaria desde 1992. Instructor en Soporte Vital Básico y Avanzado por el European Resucitation Council desde el año desde 2003. Profesionalmente vinculado a la Urgencia, actualmente desempeña su trabajo en una UVI Móvil del Servicio de Atención Médica Urgente de Asturias, del que fue Director Médico entre los años 2003 y 2009. Colaborador docente de la Universidad de Oviedo y de la Unidad Docente de Medicina Familiar y Comunitaria de Asturias en el desarrollo de cursos de asistencia a situaciones de urgencia. Ha participado en la edición de varios libros relacionados con temas de urgencias y emergencias médicas ("Procedimiento de actuación del SAMUAsturias para la asistencia en catástrofes y accidentes de múltiples víctimas"; "Manual de Medicina de Urgencia y Emergencia", Universidad de Oviedo, 2009; "Manual de Procedimientos de Evaluación y Repuesta a Emergencias y Desastres", Instituto Carlos III, Ministerio de Sanidad y Consumo, 2008) .

Agradecimientos

Al 061 Balears. A Don Pedro Montero, Director de Enfermería y coordinador de Docencia del 061 Balears. A los compañeros del 061 Balears y del SAMU Asturias, en especial a Susana Blanco, Ramón Rovira, Jerónimo Llavero, Pedro del Horno, José Ramón González, Miguel González . A los alumnos del Máster de Enfermería de Urgencias y Cuidados Críticos de la Universidad de Oviedo 2012-13.

Índice

Introducción normativa

La Ley Orgánica 5/2002, de 19 de junio, de las Cualificaciones y de la Formación Profesional fue el primer texto legislativo que reguló de forma exclusiva las enseñanzas profesionales en España. Una de sus novedades consistió en relacionar directamente la formación con el empleo, permitiendo las convalidaciones y equivalencias entre la Formación Profesional del sistema educativo, la Formación Profesional para el empleo y la experiencia laboral. Para poder desarrollar estas medidas se creó el Sistema Nacional de Cualificaciones Profesionales y dos instrumentos básicos: el Catálogo Nacional de Cualificaciones Profesionales y el Catálogo Modular de Formación Profesional.

Las Cualificaciones Profesionales responden a la iniciativa que impulsa el Marco Europeo de las Cualificaciones (EQF), para facilitar un espacio abierto de aprendizaje y de empleo, así como la adecuación entre oferta y demanda no solo a nivel estatal, sino entre los distintos países.

El Catálogo Nacional de Cualificaciones Profesionales ordena las cualificaciones profesionales, incluyendo el contenido de la formación profesional asociada a cada cualificación, de acuerdo con una estructura de módulos formativos articulados en un Catálogo Modular de Formación Profesional. Entre sus principales objetivos tiene el posibilitar la integración de las ofertas de formación profesional, adecuándolas a las características y demandas del sistema productivo.

Para conseguirlo, este Catálogo, además de identificar y definir las cualificaciones profesionales que requiere el sistema productivo, establece los contenidos formativos básicos que resultan necesarios para que las ofertas formativas garanticen la adquisición de las competencias profesionales apropiadas para el desempeño profesional.

Las Cualificaciones Profesionales se acreditan mediante "Títulos" de Formación Profesional del sistema educativo, y Certificados de Profesionalidad de Formación para el Empleo. Ambas acreditaciones tienen carácter oficial y son válidas en todo el Estado.

Los contenidos asociados a las cualificaciones profesionales constituyen el Catálogo Modular de Formación Profesional, que se estructura en módulos formativos.

Mediante la superación de los módulos formativos, diseñados en itinerarios específicos para cada Cualificación Profesional, se puede obtener el Certificado de Profesionalidad correspondiente. Además, se posibilita la convalidación de determinados módulos profesionales incluidos en los títulos de Formación Profesional del sistema educativo, asociados a Unidades de Competencia comunes.

El Certificado de Profesionalidad es, por tanto, el instrumento de acreditación, en el ámbito de la Administración laboral, de las cualificaciones profesionales incluidas en el Catálogo Nacional de Cualificaciones Profesionales, adquiridas a través de procesos formativos o mediante procedimientos de reconocimiento de competencias profesionales adquiridas por experiencia laboral o vías no formales de formación, regulados por el Real Decreto 1224/2009, de 17 de julio.

ESTRUCTURA DE UNA CUALIFICACIÓN

DATOS DE IDENTIFICACIÓN
Denominación
Nivel
Competencia general
Entorno profesional

UNIDADES DE COMPETENCIA		FORMACIÓN ASOCIADA
Unidad de competencia 1	⟷	Módulo formativo 1
Unidad de competencia 2	⟷	Módulo formativo 2
Unidad de competencia N	⟷	Módulo formativo N

Las cualificaciones profesionales se estructuran en unidades de competencia, que se definen como agrupaciones de tareas productivas específicas que debe realizar el profesional. Las diferentes unidades de competencia de un certificado de profesionalidad conforman la Competencia General, definiendo el conjunto de conocimientos y capacidades que permiten el ejercicio de una actividad profesional determinada.

Cada unidad de competencia lleva asociado un módulo formativo, donde se describe la formación necesaria para adquirir esa unidad de competencia, pudiendo dividirse en unidades formativas.

El módulo formativo es el bloque coherente de formación asociado a cada una de las unidades de competencia que configuran la cualificación. Cada módulo formativo tiene un formato normalizado que incluye los datos de identificación y las especificaciones de la formación que se incluyen en las ofertas formativas conducentes a la obtención de los certificados de profesionalidad.

DATOS DE IDENTIFICACIÓN:

— Denominación.
— Nivel de cualificación al que se vincula.
— Unidad de competencia a la que está asociado.
— Código alfanumérico y duración en horas.

ESPECIFICACIONES DE LA FORMACIÓN:

— Capacidades: expresión de los resultados esperados de las personas en situación de aprendizaje al finalizar el Módulo Formativo.

— Criterios de evaluación: conjunto de precisiones para cada capacidad que indican el grado de concreción aceptable de la misma. Delimitan el alcance y nivel de la capacidad y el contexto en el que va a ser evaluada.

— Contenidos formativos necesarios para adquirir las competencias a las que se asocia. Requisitos básicos del contexto formativo: espacios e instalaciones y perfil profesional del formador. Estos requisitos tienen carácter orientador para la normativa básica reguladora de las ofertas formativas.

El presente libro desarrolla la Unidad Formativa denominada "Apoyo al soporte vital avanzado", UF0678.

Dicha unidad formativa es transversal y está asociada a la Unidad de Competencia UC0070_2 Prestar al paciente soporte vital básico y apoyo al soporte vital avanzado, que forma parte del Módulo Formativo MF0070_2: Técnicas de soporte vital básico y de apoyo al soporte vital avanzado, y que se incluye en los Certificados de Profesionalidad denominados SANT0208 Transporte sanitario y en el SANT0108 Atención sanitaria a múltiples víctimasy catástrofes, ambos de la familia profesional de Sanidad.

Según el Real Decreto 710/2011, de 20 de mayo, los contenidos que en esta obra se recogen se corresponden con una formación de 50 horas de duración.

Tanto la estructura como el desarrollo del libro se ajustan al citado Real Decreto y más concretamente a los contenidos de la Unidad Formativa 0678 que le da título "Apoyo al soporte vital avanzado".

Contenidos.

1. **Instrumentación y apoyo a las técnicas de soporte vital avanzado**
   - Canalización de vía venosa central, periférica e intraósea.
   - Dispositivos de aislamiento de la vía aérea.
   - Sondaje nasogástrico.
   - Sondaje vesical.
   - Ventilación mecánica.
   - Ventilación mecánica no invasiva.
   - Punción cricotiroidea.
   - Coniotomía.
   - Toracocentesis.
   - Pericardiocentesis.
   - Toracostomía de emergencias.
   - Cesárea de emergencias.
   - Material para el soporte vital avanzado:
     — Material fungible.
     — Material electromédico.
2. **Medicación de emergencia**
   - Farmacocinética básica:
     — Vías de administración de fármacos.
     — Absorción.
     — Mecanismo de acción.
     — Metabolización.
     — Eliminación.
   - Familia de fármacos utilizados en urgencias y emergencias.
   - Efectos adversos de los fármacos.
   - Contraindicaciones.
   - Formas de presentación.
   - Elaboración de unidosis y dispositivos de administración de productos farmacéuticos.
3. **Atención sanitaria a emergencias colectivas**
   - Medicina de catástrofe.
     — Definición de emergencia limitada, colectiva y catástrofe.
     — Objetivos y características de la medicina de catástrofe.

- Diferencias entre la medicina convencional y la medicina de catástrofe.
- Efectos generales de las catástrofes sobre la salud.
- Problemas sanitarios comunes Problemas sanitarios inmediatos según el tipo de agente agresor.

- Asistencia sanitaria ante emergencias colectivas:
  - Mecanismos lesionales según la naturaleza de la catástrofe.
  - Objetivos terapéuticos generales en la atención a múltiples víctimas.
  - Objetivos terapéuticos en las áreas de rescate, socorro y base.
  - Gestos salvadores.
  - Atención médica ante situaciones especiales. Riesgos nuclear, radioactivo, biológico y químico (NRBQ). Explosiones.
  - Soporte vital avanzado al atrapado (SVATR).

4. **Clasificación de las víctimas en emergencias colectivas. Triaje**
   - Triaje. Concepto. Evolución histórica.
   - Principios y objetivos del triaje.
   - Características del triaje.
   - Elementos para establecer un puesto de triaje.
   - Valoración por criterios de gravedad: Inspección, evaluación y decisión terapéutica.
   - Modelos prácticos de triaje: funcionales; lesionales; mixtos.
   - Categorías de clasificación: primera categoría: extrema urgencia. Etiqueta roja; segunda categoría: urgencia. Etiqueta amarilla; tercera categoría: no urgente.
   - Etiqueta verde; cuarta categoría: fallecidos. Etiqueta gris/negra.
   - Procedimiento de etiquetado (taggning). Tarjetas de triaje.

5. **Evacuación de las víctimas a diferentes áreas asistenciales**
   - Norias de evacuación. Primera, segunda, tercera y cuarta noria.
   - Puesto de carga de ambulancias.
   - Dispersión hospitalaria de pacientes.
   - Registro de dispersión hospitalaria.

Introducción a la obra

El técnico en transporte sanitario (TTS) debe conocer y manejar las técnicas y protocolos usados en el Soporte Vital Avanzado (SVA) debido a que puede formar parte del equipo que intervenga en esta atención, por lo que en esta situación es fundamental conocer los protocolos tanto para adultos como para pacientes pediátricos (Figuras 1.1 y 1.2) así como el desarrollo de las técnicas y el material empleado en cada una, que se detallan a continuación.

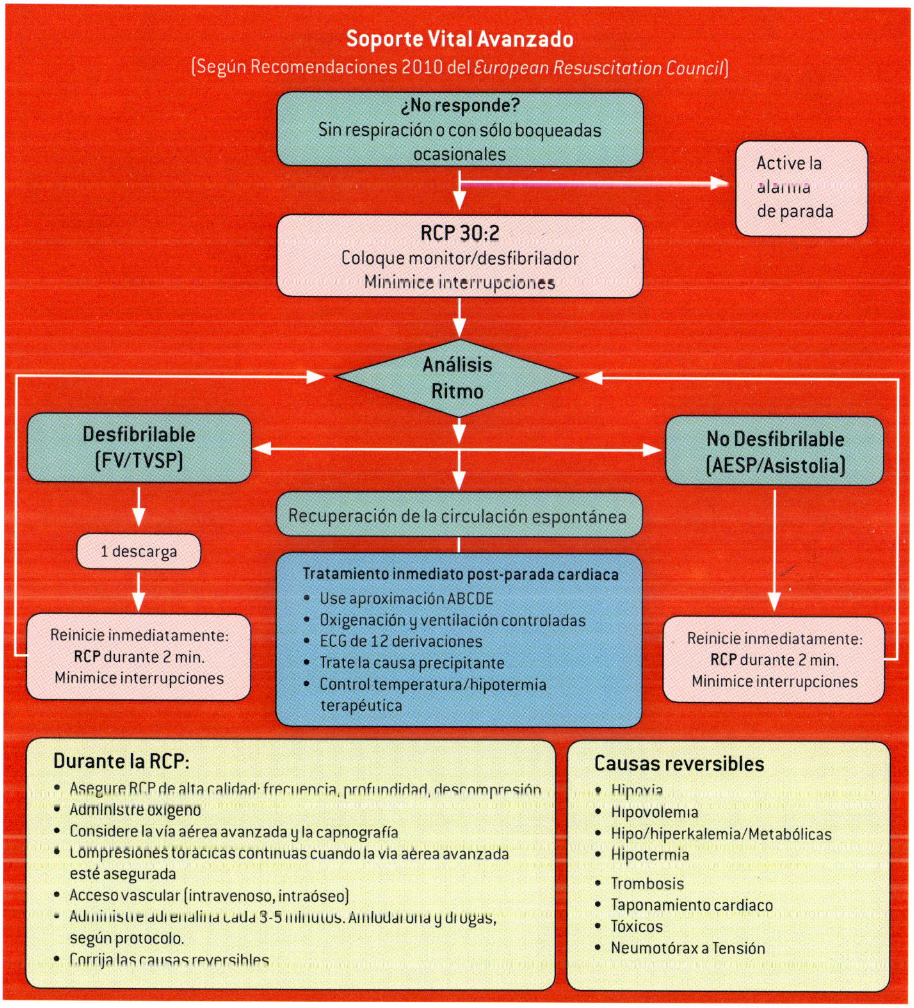

Figura 1.1. Algoritmo SVA adulto.

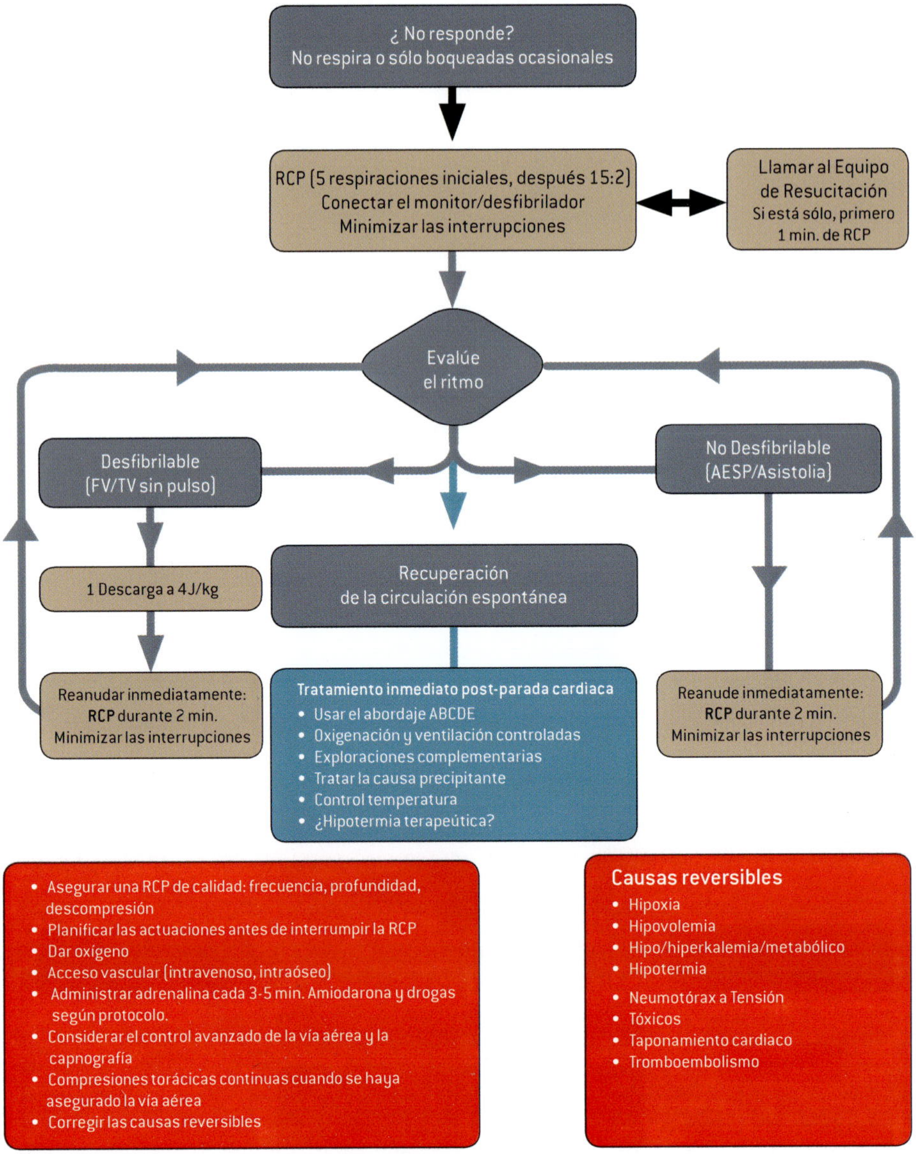

Figura 1.2. Algoritmo SVA pediátrico.

1. Instrumentación y apoyo a las técnicas de Soporte Vital Avanzado (SVA)

Contenido

1.1. Canalización de vía venosa central, periférica e intraósea

En el SVA además del soporte ventilatorio, la terapia eléctrica y el masaje cardiaco, es prioritario disponer de un acceso vascular para infundir fármacos y fluidos. La vía de elección en el SVA y en particular en el realizado en la asistencia extrahospitalaria, es la vía venosa periférica, teniendo como alternativa la vía intraósea, y en casos muy particulares la vía venosa central.

1.1.1. Vía venosa central

La canalización de una vía venosa central no es de primera elección en SVA ya que es una técnica compleja, que debe ser realizada por personal experto y puede producir complicaciones severas. Se inserta un catéter en diferentes puntos del cuerpo hasta que llegue próximo a la aurícula derecha del corazón. Generalmente se usa la técnica de Seldinger y precisa de un procedimiento estéril.

Indicaciones

- Tras acceso vascular periférico y paciente estabilizado.
- Tras fallo en el acceso vascular periférico e intraóseo.
- Cuando hay suficientes reanimadores para canalizar una vía periférica mientras otro reanimador canaliza una vía central, como puede suceder en el entorno hospitalario.

Localización

- **Femoral.** Localización de elección durante la RCP ya que no interfiere en las maniobras de reanimación.
- **Umbilical.** Vía de elección en recién nacidos.
- Yugular interna.
- Subclavia.
- Centrales a través de vía periférica.
  - Antecubital.
  - Epicutáneo-cava.

Material

- Paños, guantes y gasas estériles.
- Gorro, mascarilla y bata.
- Antiséptico.
- Anestesia local.

- Jeringuilla y aguja IM.
- Suero salino fisiológico.
- Material de fijación, sutura y puntos de aproximación.
- Kit de vía central.

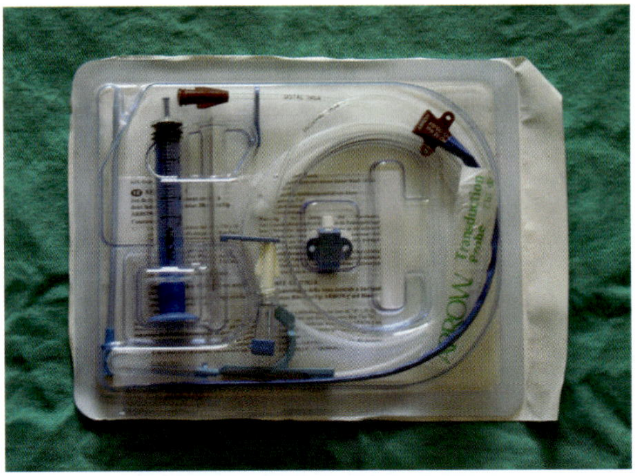

Figura 1.3. Set para vía venosa central.

Técnica

- Se requiere una desinfección exhaustiva del lugar de punción, con clorhexidina o en su defecto Betadine®, realizando círculos desde la parte más interna a la más externa, sin pasar por lo ya desinfectado. Se colocará al paciente en la posición adecuada dependiendo del lugar de punción.
- El paciente debe estar monitorizado.
- Lugares de punción y posición del paciente:
    1. Vena femoral: en la zona inguinal, en el punto medio entre la cresta iliaca anterosuperior y la sínfisis del pubis, con la pierna en ligera abducción y rotación externa.
    2. Vena yugular interna: en el cuello, en la zona supraclavicular. Posición de decúbito supino o trendelemburg con cabeza ladeada hacia el lado contrario de la punción.
    3. Vena subclavia: en la zona infraclavicular en posición de decúbito supino y con la cabeza ladeada hacia el lado contrario de la punción.
    4. Venas centrales de acceso periférico: DRUM® y epicutáneo-cava (técnica que se realiza en UCIs pediátricas o neonatales) la zona de punción es en la fosa antecubital del brazo elegido, colocando la cabeza del paciente girada hacia el lado del brazo puncionado.

- Colocación de campo estéril, bata, guantes con lavado quirúrgico previo, mascarilla y gorro. No factible en emergencias extrahospitalarias, aunque hay que conseguir la mayor asepsia posible.
- En la canalización de las venas yugular interna, femoral y subclavia, generalmente se utiliza **la técnica de Seldinger** y la realiza el médico, los pasos a seguir son:
    1. Localización del punto de punción.
    2. Canalización con aguja o cánula.
    3. Paso de la guía a través de la aguja o cánula.
    4. Retirada de la aguja o cánula.
    5. Apertura de la piel con bisturí.
    6. Paso del dilatador.
    7. Retirada del dilatador.
    8. Paso del catéter.
    9. Retirada de la guía.
    10. Comprobación que refluyen todas las luces.
    11. Fijación a piel con sutura, colocación de apósito estéril.
- En la canalización de una vía venosa central de acceso periférico, es realizada por personal de enfermería, los pasos a seguir son:
    1. Localización del punto de punción.
    2. Canalización de la vena con aguja o cánula.
    3. Progresar el catéter, en el tipo DRUM® se hace girando el tambor.
    4. Retirar la guía.
    5. Comprobar que refluya.
    6. Se debe fijar a la piel bien con puntos de aproximación tipo steri-strip, colocar apósito estéril.
- Se debe comprobar lugar de colocación del catéter mediante radiografía de tórax.

Complicaciones

- Hemorragia arterial y/o venosa.
- Neumotórax.
- Hemotórax.

- Embolia aérea.
- Arritmias.
- Isquemia de extremidades.
- Malposición de la punta del catéter.

Funciones del TTS

Técnica que debe ser realizada por un médico, excepto en las de acceso periférico que las puede realizar el personal de enfermería.

El TTS colaborará:

- En la preparación del material.
- En la colocación del paciente.
- En la preparación del lugar de punción siempre cuidando las condiciones de esterilidad.

1.1.2. Vía venosa periférica (VVP)

Durante la RCP, la vía de infusión de elección debe ser:

- La más accesible.
- De grueso calibre.
- La que facilite el acceso directo de los fármacos al corazón.
- La que no interrumpa la reanimación.

Es por estos motivos por lo que la vía venosa periférica (VVP) es la vía de elección en SVA. La canalización de una VVP consiste en la colocación de un angiocatéter (abbocath®) en una vena con diferentes fines.

Indicaciones

- Administrar fármacos.
- Infusión de líquidos.
- Obtención de muestras analíticas.

Localización

Depende de la patología y del tiempo que vaya a estar el catéter. En RCP son de elección las venas antecubitales porque son de fácil acceso y de grueso calibre, además el trayecto hasta el corazón es relativamente corto.

De forma general se usan las venas más distales evitando las flexuras donde puedan molestar al paciente.

Se deben evitar los miembros inferiores, aunque existen excepciones.

Material

- Solución antiséptica, idealmente una solución con clorhexidina.
- Gasas.
- Guantes.
- Paño estéril (opcional).
- Compresor.
- Cateter.se utiliza un angiocatéter, que comúnmente se llama por un nombre comercial (Abbocath®), existen diferentes calibres, desde 26G hasta 14G, teniendo menor calibre el de mayor número. Cada número, se corresponde con un color, que independientemente de la marca es siempre el mismo para cada calibre (Figura 1.5). Los catéteres deben de ser de seguridad para evitar pinchazos accidentales.
- Llave de 3 pasos o tapón. (Figura 1.6)
- Material para fijación. Existen diferentes modelos, los principales requisitos que deben cumplir son: dejar ver el lugar de punción, y la zona que esté en contacto con el catéter en su lugar de punción debe ser estéril.

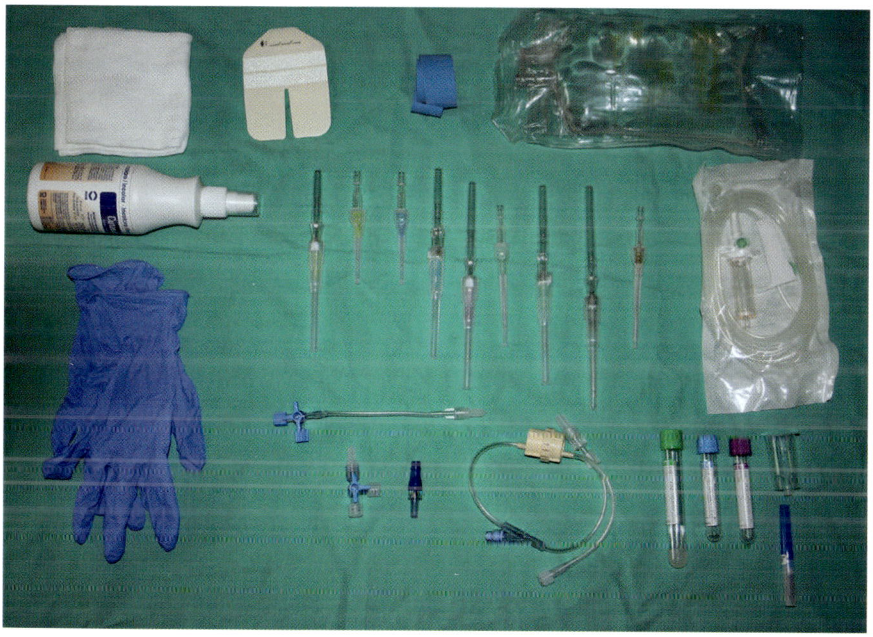

Figura 1.4. Material VVP.

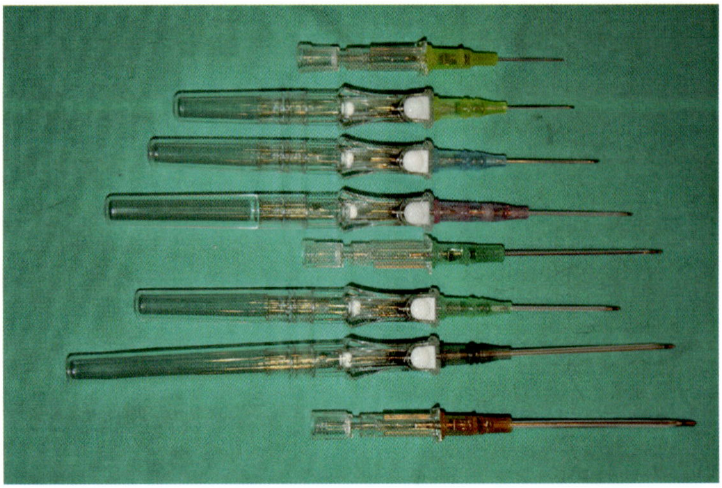

Figura 1.5. Angiocatéteres de seguridad, diferentes tamaños y presentaciones.

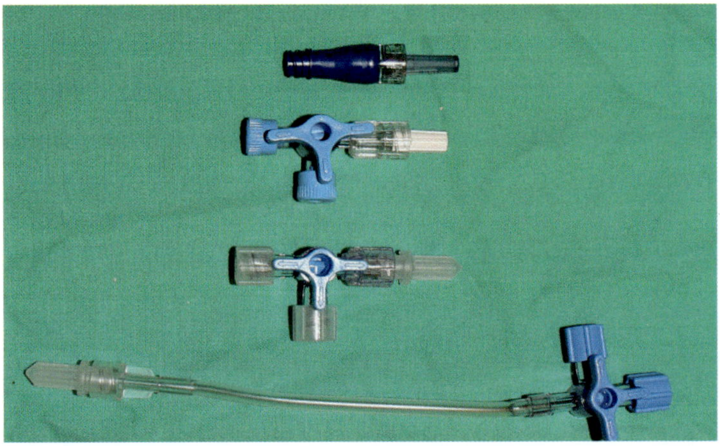

Figura 1.6. Llave de tres vías con y sin alargadera. Tapón de vía (obturador).

Técnica

- La realiza el personal de enfermería, generalmente es por indicación médica.
- El técnico en transporte sanitario colabora en la preparación del material y en la fijación del catéter.
- Se debe realizar en las condiciones de asepsia que el escenario permita.
- Se realiza higiene de manos y colocación de guantes.
- Desinfección de la zona.
- Colocación del compresor, entre 5 y 15 cm por encima del punto de inserción del catéter.

- Punción, retirada del fiador y colocación de llave de 3 vías o tapón.
- Fijación.

Complicaciones

- Flebitis.
- Obstrucción.
- Extravasación.
- Salida del catéter.
- Infección local o generalizada.

Función del TTS

- Colaborará en la preparación del material manteniendo la asepsia, NUNCA tocará la punta del catéter, la llave o el tapón sin el protector.
- Colaborará en la colocación y sujeción del paciente.
- Dará el material abriendo los envases sin tocar la parte estéril siguiendo las instrucciones del personal de enfermería.
- Preparará el suero si se precisa.
- Colaborará en la extracción de muestra para la analítica facilitando el material necesario.
- Colaborará en la recogida del material siguiendo recomendaciones sobre material punzante y contaminado.

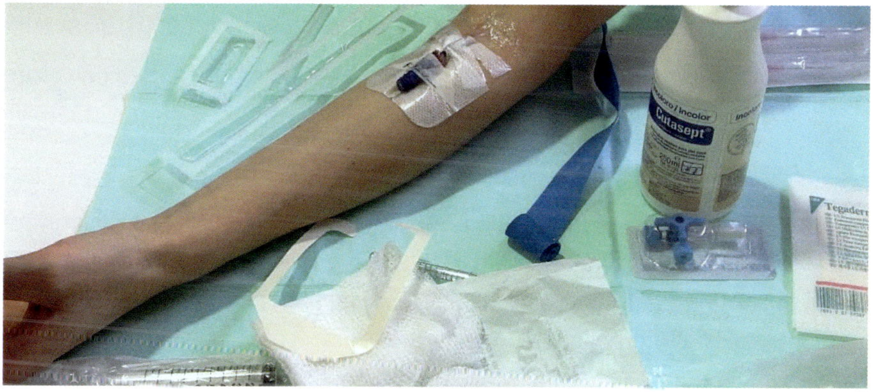

Figura 1.7. VVP.

1.1.3. Vía intraósea

Es un acceso vascular que se realiza atravesando la cortical del hueso hasta la cavidad medular para la infusión de fármacos y líquidos.

La cavidad medular está ocupada por una rica red de capilares sinusoides que drenan a un gran seno central que no se colapsa.

Es la alternativa a la VVP según las recomendaciones internacionales del 2010 en SVA, debido a las ventajas sobre otras alternativas. En la tabla 1 se hace una comparativa de las ventajas y los inconvenientes que tiene este tipo de acceso vascular.

Tabla 1.1. Ventajas y desventajas de la vía IO.

VENTAJAS	INCONVENIENTES
• Fácil acceso.	• Obstrucción por coágulos o esquirlas.
• No colapsable.	• No constituye una vía a largo plazo.
• Canalización rápida.	• Problemas para la fijación durante el transporte.
• Aprendizaje fácil.	• 20% de fracasos (mucho menor con el taladro IO).
• Escasas complicaciones (>1%)	
• Se puede infundir todo tipo de fármacos y líquidos.	

Indicaciones

- Alternativa al acceso intravenoso periférico en situaciones de urgencia.
- En PCR pediátrica tras tres intentos fallidos de acceso venoso o 90 segundos.
- Alternativa IV para tratamientos inferiores a 24h, en pacientes con gran dificultad para canalización de una VVP.

Localización

El lugar de punción podría ser cualquier hueso con una zona plana, aunque no debería interferir las maniobras de RCP, por lo que el esternón estaría descartado en el contexto del SVA. Los más frecuentes, bien por su fácil acceso o por el menor número de complicaciones que presentan son:

- Tibia proximal.
- Tibia distal. Figura 1.9.
- Fémur distal.
- Cabeza del húmero.
- Radio distal.

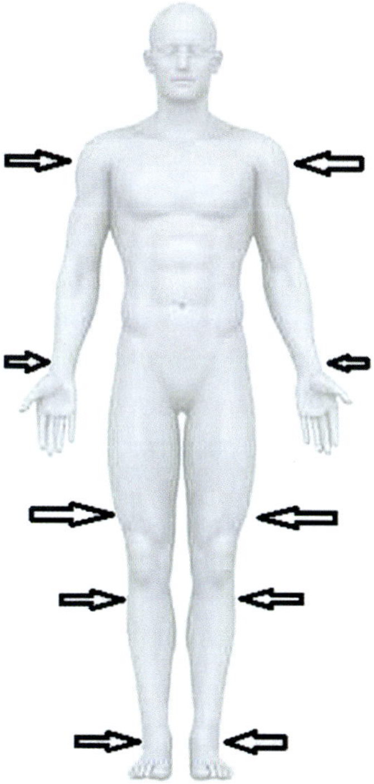

Figura 1.8. lugares de elección para punción IO.

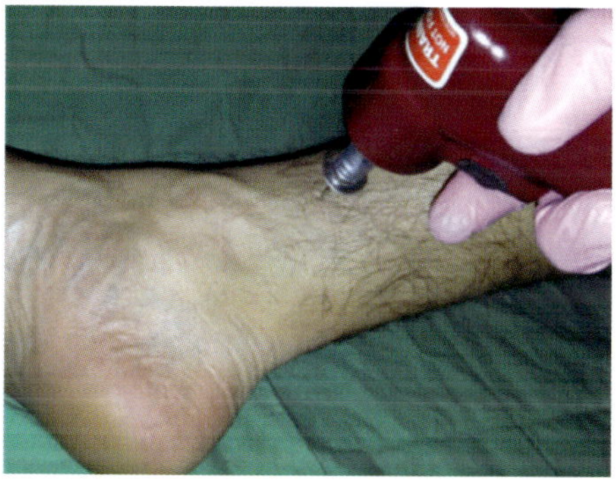

Figura 1.9. Punción IO en tibia distal con dispositivo EZ-IO®.

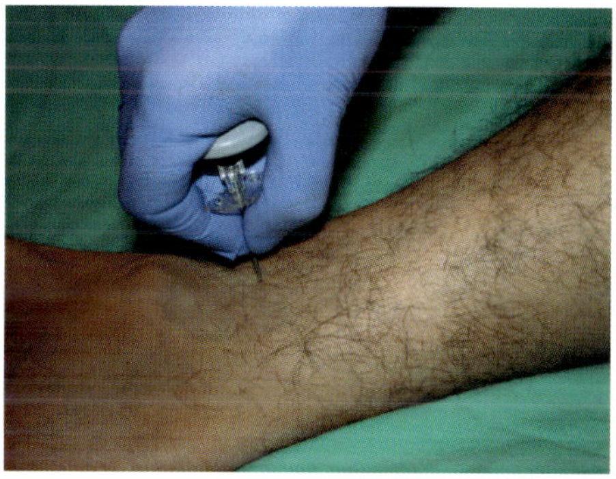

Figura 1.10. Punción IO tibia distal con aguja COOK®.

Material

- Solución antiséptica, idealmente una solución con clorhexidina.
- Gasas.
- Guantes.
- Paño estéril (opcional).

- Dispositivo-aguja intraósea. Existen diferentes modelos en el mercado, los más conocidos son:
  - — Aguja manual Cook®.
  - — Taladro EZ-IO®.
  - — Pistola BIG®.
- Llave de 3 pasos con alargadera.
- Material para fijación. Existen diferentes modelos, algunos dispositivos adjuntan sistema de fijación, si no se puede dejar si nada, se puede usar el anillo de moldar o una pinza tipo Kocher fijada a la aguja y a la pierna, pero todos ellos deben dejar visible el lugar de punción.

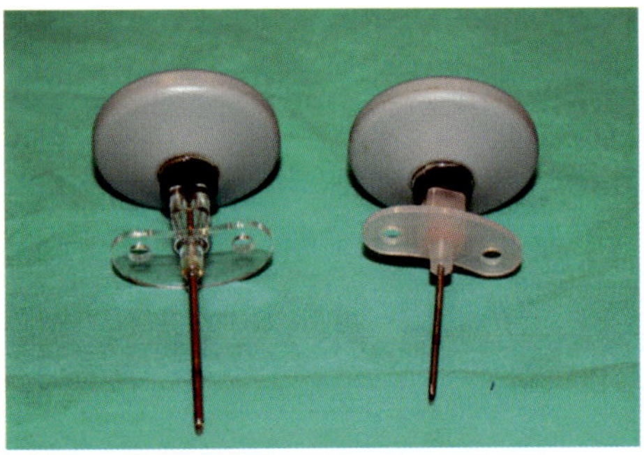

Figura 1.11. Aguja Cook.

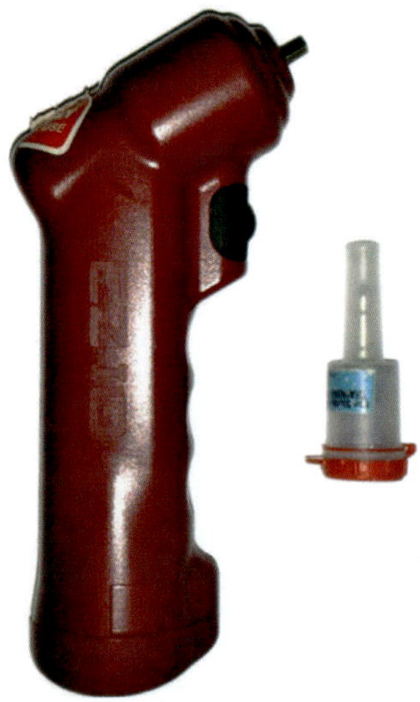

Figura 1.12. Taladro intraóseo EZ-IO.

Técnica

- Generalmente la realiza el personal de enfermería.
- Localizar lugar de inserción y limpiar con antiséptico.
- Adultos: humero proximal, tibia proximal y distal.
- Pediátrico: tibia proximal de elección, como alternativa en la tibia distal.
- Elegir aguja de tamaño adecuado, preparar el material, y purgar la alargadera.
- Insertar a 90º, atravesando la piel hasta notar la cortical del hueso, sujetando firmemente.

- Poner en marcha el taladro EZ-IO® o realizar movimientos alternativos de rotación en el caso de la aguja manual Cook® ejerciendo ligera presión hasta notar un "pop" característico, diferente densidad o llegar a la profundidad deseada.
- Retirar el fiador desenroscando.
- Conectar la alargadera y aspirar y/o iniciar flujo:
  - — Sólo conectar directamente y aspirar para muestra analítica.
  - — En pacientes conscientes se debe infundir anestésico para evitar el dolor que se produce al infundir el líquido. Generalmente se usa lidocaína 2 %.
- Iniciar flujo despacio y lavar bien para asegurar un buen flujo.
- Anotar la hora de colocación.
- Mantener hasta obtener un acceso periférico o central, no más de 24 h, de forma excepcional 48 h.
- Vigilar complicaciones, retirar la vía si aparecieran.
- Mantener la vía permeable con suero fisiológico en infusión continua.
- Está colocado correctamente cuando:
  - — Está firmemente insertado en hueso y no se mueve.
  - — Se comprueba aspiración de medula ósea (alto % que no ocurre).
  - — Tras el lavado fluye de forma adecuada.
  - — Sin signos de extravasación.
- Utilizar llave de 3 vías con alargadera.
- Fijar con esparadrapo, anillo moldar, pinza Kocher, o fijar la alargadera, observando el punto de inserción.

Complicaciones

- Fractura.
- Síndrome compartimental.
- Extravasaciones.
- Osteomielitis.
- Rotura del catéter.

Funciones del TIS

- Colaborará en la preparación del material manteniendo la asepsia, NUNCA tocará la punta del catéter, la llave ni el tapón sin el protector.

- Colaborará en la colocación y sujeción del paciente.
- Dará el material abriendo los envases sin tocar la parte estéril siguiendo las instrucciones del personal de enfermería.
- Preparará el suero si se precisa.
- Colaborará en la fijación del catéter.
- Colaborará en la extracción de muestra para la analítica facilitando el material necesario.
- Colaborará en la recogida del material siguiendo recomendaciones sobre material punzante y contaminado.

1.2. Dispositivos de aislamiento de la vía aérea

En el soporte vital avanzado el aislamiento de la vía aérea suele ser necesario por diferentes motivos que se enumeran en la tabla 1.2. Existen diferentes dispositivos para conseguir la ventilación del paciente que es uno de los pilares del SVA, y generalmente permiten también el aislamiento de la vía aérea.

Tabla 1.2.

Indicaciones para el aislamiento de la vía aérea.
• Parada cardiorespiratoria.
• Obstrucción de la vía aérea por cuerpo extraño.
• Insuficiencia respiratoria grave.
• Glasgow ≤ 8.
• Valoración médica.

1.2.1. Intubación endotraqueal

La intubación endotraqueal es una técnica que permite la ventilación artificial, manteniendo aislada la vía aérea, para ello se introduce un tubo flexible con un balón de neumotaponamiento a través de la glotis hasta la tráquea. La intubación endotraqueal es el método óptimo para conseguir una vía aérea permeable y segura. Debería usarse por personal médico entrenado y con un alto grado de pericia y fiabilidad. En manos no adiestradas, las interrupciones prolongadas de las compresiones torácicas, el alto riesgo de fracaso y otras complicaciones (por ejemplo intubación esofágica inadvertida) hacen que los intentos de intubación endotraqueal sean dañinos.

Tipos

- Orotraqueal: se introduce el tubo endotraqueal desde la boca hasta la tráquea a través de la glotis.
- Nasotraqueal: se introduce el tubo endotraqueal desde la nariz hasta la tráquea a través de la glotis.
- Punción cricotiroidea, cricotirotomía percutánea o coniotomía. Apertura de la vía aérea a través de la membrana cricotiroidea por la que se puede introducir un tubo endotraqueal de pequeño calibre.
- Traqueotomía. Técnica quirúrgica realizada por un otorrino en el medio hospitalario y que realiza una apertura de la tráquea al exterior (ostomía) para introducir una cánula o un tubo endotraqueal.

Indicaciones

- La intubación endotraqueal es la técnica de elección en SVA siempre que el médico que la realiza esté entrenado para ello ya que con ello conseguimos:
  - — Mantenimiento de la permeabilidad de la vía aérea.
  - — Oxigenación y ventilación suficiente.
  - — Administración de medicamentos. (por ejemplo: nebulizaciones o surfactante).
  - — Aislamiento de la vía aérea.
- Si el responsable de la intubación no tiene pericia y/o es una vía aérea difícil, es preferible usar dispositivos como alternativa que permiten también el control y/o el aislamiento de la vía aérea.

Material

- Se debe tener preparado material para ventilación con bolsa mascarilla:
  - — Ambú® completo con mascarilla, filtro, bolsa reservorio y alargadera, para conexión a O_2.
  - — Cánula de guedel, del tamaño adecuado.
  - — Bombona de oxígeno.
- Se debe tener preparado para aspirar posibles secreciones, vómitos o sangre.
  - — Aspirador, con sondas rígidas Yankauer, y sondas de aspiración flexibles de diferentes tamaños, (fig.15).
- Laringoscopio: mango y palas de diferentes tamaños.
- Pilas de repuesto.

- Tubo endotraqueal del número solicitado, un repuesto del mismo número y otros dos tubos de un número superior e inferior.
- Fiador.
- Lubricante hidrosoluble.
- Pinzas de Magill.
- Jeringa de 10ml.
- Material para fijación. Se puede usar cinta de retorta, gasa, o férulas de Thomas que son muy útiles en la atención extrahospitalaria.

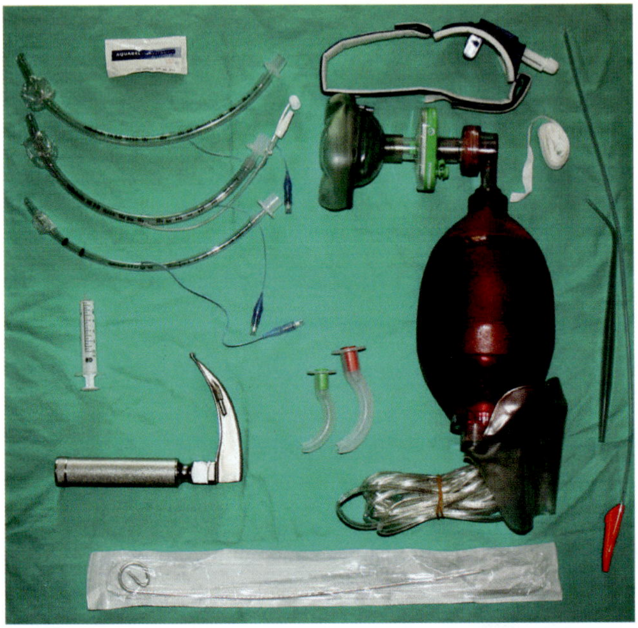

Figura 1.13. Material IET.

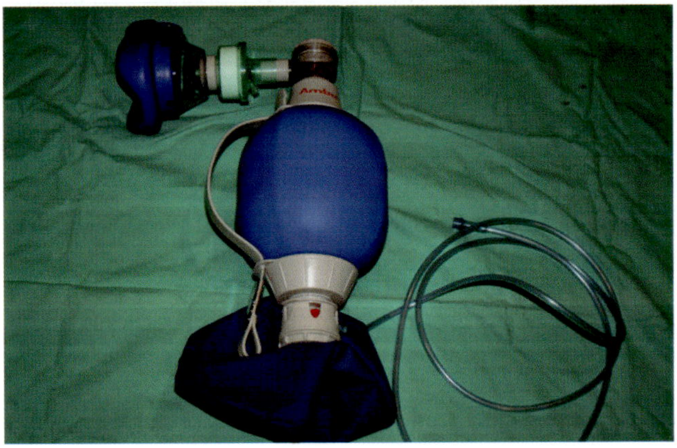

Figura 1.14. Ambú preparado.

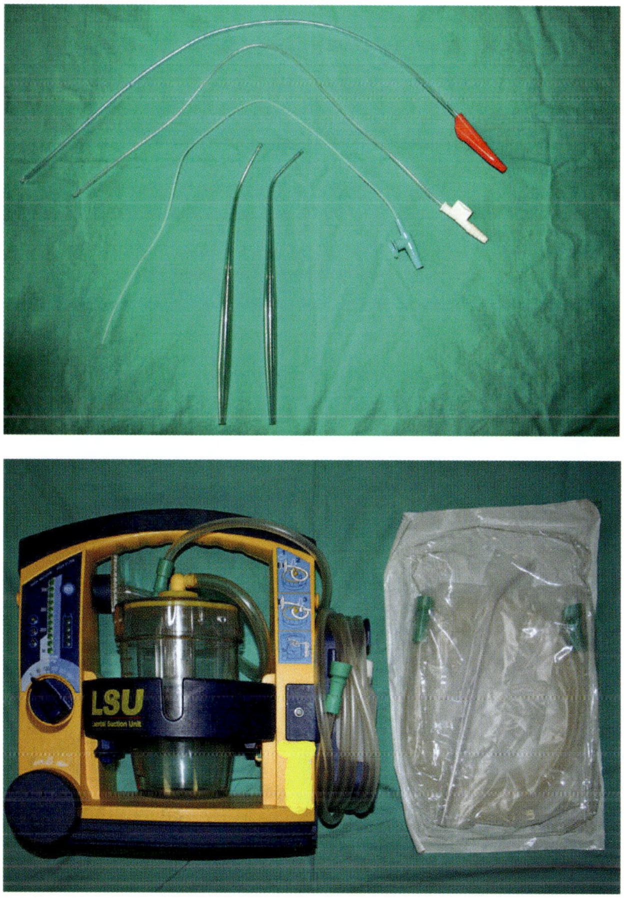

Figura 1.15. Material aspiración. Aspirador, conexión y sondas rígidas y flexibles.

El **laringoscopio** es un instrumento que permite visualizar las vías aéreas superiores, la glotis, las cuerdas vocales y la entrada a la tráquea. Se utiliza principalmente en la intubación endotraqueal y durante la extracción de cuerpos extraños.

Consta de 2 partes fundamentales:

- Mango (donde están las pilas).
- Palas, donde se encuentra la fuente de luz.

Hay diferentes tipos: de luz fría (con la bombilla en el mango que transmite la luz a la pala por fibra óptica) o con la bombilla en la pala. Los hay de diferentes materiales, reutilizables tras esterilización o desechables. Hay diferentes tamaños y formas de pala, la más utilizada es la tipo Macintosh (pala curva), y en algunos pacientes pediátricos la pala recta (Miller). Se usan las de tamaño 3, 4 y 5 para adultos. 0, 1 y 2 en niños.

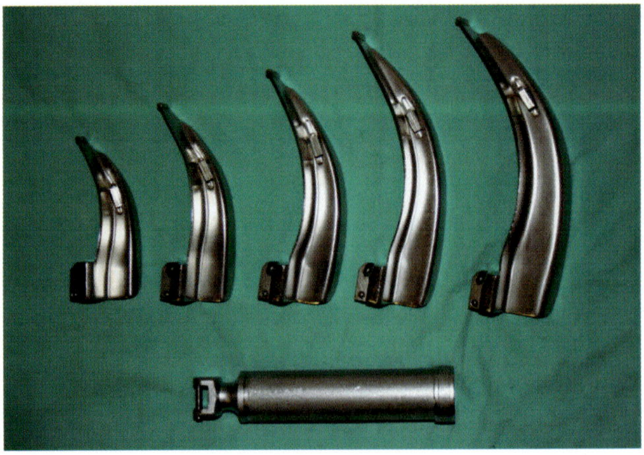

Figura 1.16. Laringoscopio.

El **tubo endotraqueal (TET)** es un tubo translúcido, de material flexible y de luz gruesa que se introduce a través de la glotis hasta la tráquea. Presentan una línea radiopaca y están tabulados en cm para identificar la distancia introducida del tubo desde la comisura de la boca o la nariz. Existen diferentes tipos según forma y material usado, presentan diferentes partes:

- Punta, es la parte distal del tubo, la primera que entra en contacto con el paciente y generalmente está biselada.
- Cuerpo, constituye la parte principal, tiene una luz por la que pasa el aire entre el paciente y el respirador, el diámetro de la luz indica el número por el que se designa el tubo.
- Conexión, es la pieza que está entre el tubo y el filtro, Ambú® o respirador. Suele tener un diámetro de 15mm que se adapta a todas las conexiones, bien sea el filtro, la tubuladura etc.
- Balón de neumotaponamiento, hay TET con y sin balón, su función es sellar la vía respiratoria para evitar la broncoaspiración y evitar las fugas, con lo que se mejora la ventilación. Tiene un testigo en la parte externa del tubo que permite inflarlo con una jeringuilla y medir la presión del balón que no debe superar los 25cm de H_2O.

El material más utilizado es el policloruro de vinilo (PVC), porque es barato, transparente, no tóxico y libre de látex.

Existen diferentes tamaños, generalmente para adultos se usan desde el 6,5 hasta el 9, y en niños se usa la siguiente fórmula: 4+ (edad en años/4). Según esta fórmula, por ejemplo para un niño de 4 años utilizaremos un tubo del nº5 ya que 4+(4/4)=5.

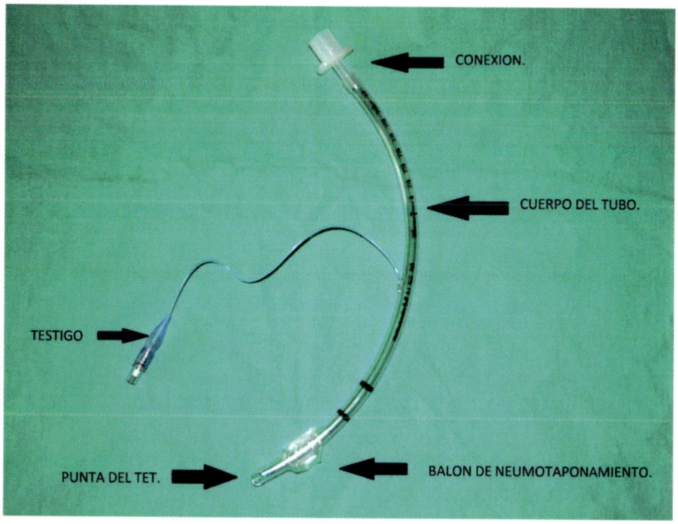

Figura 1.17. Partes de un TET.

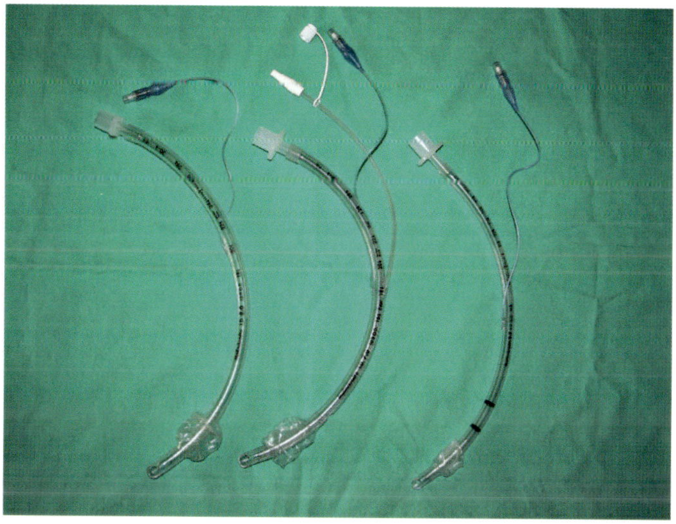

Figura 1.18. TET de diferentes tamaños.

Técnica

- Tener el material preparado, siempre el Ambú® disponible y el aspirador.
- El paciente debe estar monitorizado con Capnografía.
- Colocar al paciente con la cabeza en hiperextensión.
- El médico hiperventilará al paciente, retirará el guedel.
- Introduce la pala del laringoscopio y visualiza las cuerdas vocales.

- Puede pedir colaboración mediante la realización de la maniobra de presión cricoidea bien por parte del TTS o de la persona que esté colaborando en la intubación, aunque no es una maniobra que se realice de forma rutinaria. La maniobra de presión cricoidea consiste en ejercer presión sobre el cartílago cricoides del paciente para empujar la tráquea y comprimir el esófago contra las vértebras cervicales.
- El técnico tendrá preparado el tubo con el fiador y estará comprobado y lubricado.
- El fiador se introduce a través de la luz del tubo hasta el final sin que sobresalga nada ya que produciría lesiones. Doblará el extremo proximal para que no se introduzca más de lo deseado como muestra la Figura 1.20.
- Para lubricar el tubo lo hará con un lubricante hidrosoluble, idealmente de un solo uso y siempre manteniendo condiciones de asepsia, sin tocar la parte que estará introducida en el paciente, para ello echará el lubricante encima del tubo dentro del envoltorio y lo moverá dentro de este para que se distribuya de forma adecuada.
- Se lo dará al médico cuando lo solicite, generalmente levantando su mano dominante para sujetarlo pero sin dejar de visualizar las cuerdas vocales.
- Cuando esté intubado el médico retira el fiador, se infla el balón de neumotaponamiento y comprueba el tubo, para eso el técnico le acercará y ayudará a conectar el tubo a la bolsa resucitadora que estará con el filtro y sin la mascarilla.
- El médico auscultará ambos pulmones y el estómago. El tubo se empañará. Ideal colocar el capnógrafo si no se hizo antes.
- Fijación del tubo con férula de Thomas (dispositivo ideal para urgencias extrahospitalarias por su capacidad de fijación, no requiere poner guedel para evitar mordedura accidental del tubo), también se puede fijar con cinta de retorta, gasa o esparadrapo, dependiendo de los protocolos del servicio.

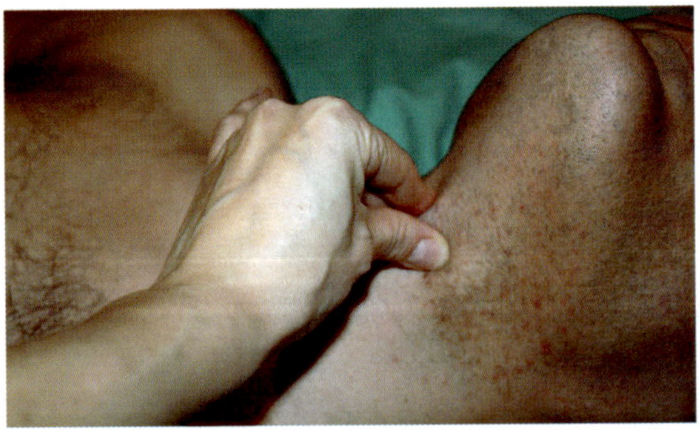

Figura 1.19. Maniobra de presión cricoidea.

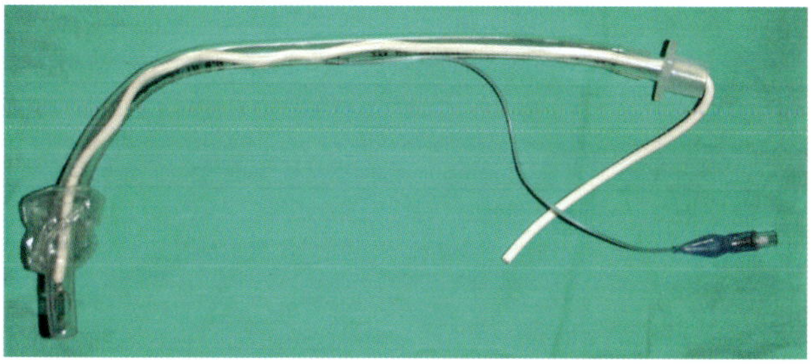

Figura 1.20. TET con fiador.

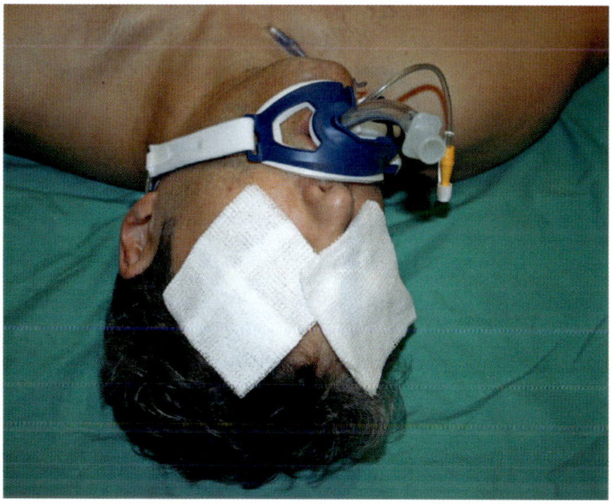

Figura 1.21. Paciente con TET fijado con férula de Thomas.

Complicaciones durante el traslado o movilización de un paciente intubado

Una vez que el paciente está intubado pueden surgir una serie de complicaciones que hacen que se activen las alarmas del ventilador. NUNCA se debe desactivar una alarma sin valorar ni mirar al paciente para intentar resolver la causa que la activó. Las alarmas y causas más frecuentes son:

- Presión baja: las causas más probables
  - Extubación: salida del TET de la tráquea.
  - Desconexión: entre las tubuladuras y el filtro/nariz o entre éste y el TET
  - Rotura del globo de neumotaponamiento
- Presión alta:
  - Intubacion selectiva bronquio derecho por movilización accidental del TET
  - Secreciones.

— Acodadura en el tubo, tubuladura, etc.

— Insuficiente sedorelajación del paciente

- Baja fuente de alimentación.

Funciones del TTS

- Colocación del paciente.
- Preparación del material.
- Dispensación del material.
- Colaboración en la técnica si fuera necesario (ejemplo, maniobra de presión cricoidea, inflado del balón de neumotaponamiento).
- Colaborar en la monitorización.
- Limpieza del material.

1.2.2. Dispositivos alternativos a la intubación endotraqueal que no permiten aislamiento de la vía aérea

La mascarilla laríngea es un dispositivo supraglótico que se puede utilizar como alternativa a la intubación endotraqueal para médicos no entrenados y enfermeras/os , además es muy útil en pacientes pediátricos pero tiene como inconveniente que no aísla la vía aérea.

Consiste en un tubo de grueso calibre con un globo inflable de forma elíptica que está diseñado para hacer un sellado alrededor de la entrada de la laringe.

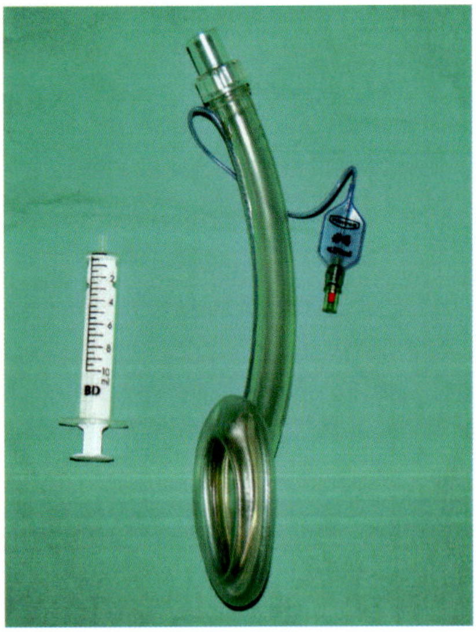

Figura 1.22. Mascarilla laríngea.

Material

- Se necesita material para ventilar, oxigenar y aspirar igual que en la intubación.
- Mascarilla laríngea del tamaño adecuado. Hay diversidad en cuanto a materiales y prestaciones dependiendo de la casa comercial. Generalmente viene indicado en un lateral para que paciente está indicado mediante un rango de peso, además también indicarán el volumen de aire preciso a introducir para el sellado.
- Jeringa del tamaño adecuado, generalmente 20 ml.
- Lubricante hidrosoluble.
- Material para comprobación y fijación.

Técnica

- Seleccionar número adecuado, generalmente viene indicado por peso, pero para la mayoría de los varones es adecuada una mascarilla laríngea del número 5 y del 4 para mujeres.
- Lubricar la parte externa con gel hidrosoluble (la parte que no tiene abertura y no estará en contacto con la laringe).
- Mantener una ligera extensión del cuello.
- Agarrando la mascarilla laríngea como si fuera un bolígrafo se introduce en la boca deslizándola pegada al paladar y empujar hacia atrás y hacia abajo hasta notar resistencia.
- Conectar la jeringa e inflar el globo con la cantidad indicada de aire.
- Comprobar la correcta colocación.
- Fijar con el procedimiento habitual.

Funciones del TTS

- Colocación del paciente.
- Preparación del material.
- Dispensación del material.
- Colaboración en la técnica si fuera necesario (por ejemplo: inflado del globo, fijación).
- Colaborar en la monitorización.
- Limpieza del material.

1.2.3. Dispositivos alternativos a la intubación endotraqueal que permiten aislamiento de la vía aérea

La intubación endotraqueal puede resultar dificultosa por muchos motivos, como son:

- La presencia de limitaciones en el movimiento como pueden ser pacientes politraumatizados o víctimas atrapadas.
- Vía aérea difícil por dificultades o anomalías anatómicas.
- Falta de entrenamiento o pericia en este tipo de técnica.

Por estos motivos, y porque en situaciones no programadas, en las que no se puede perder tiempo y se debe minimizar la apnea sufrida durante la intubación, se han diseñado dispositivos alternativos para conseguir una intubación endotraqueal con aislamiento de la vía aérea.

Los principales dispositivos de los que disponemos son: Fastrach®, Airtraq® y Combitube®.

FASTRACH®

Se utiliza en intubaciones difíciles ya que permite una intubación a ciegas.

Se coloca como una mascarilla laríngea, pero permite colocar un tubo endotraqueal especial a través de ella por lo que se consigue aislar la vía aérea. Además dispone de un conector que se adapta al tubo y sirve para extraer el dispositivo quedando el tubo endotraqueal en la posición deseada.

Las hay de diferentes tamaños: nº3 (20-50 kg), nº4 (50-70 kg), nº5 (70-100 kg).

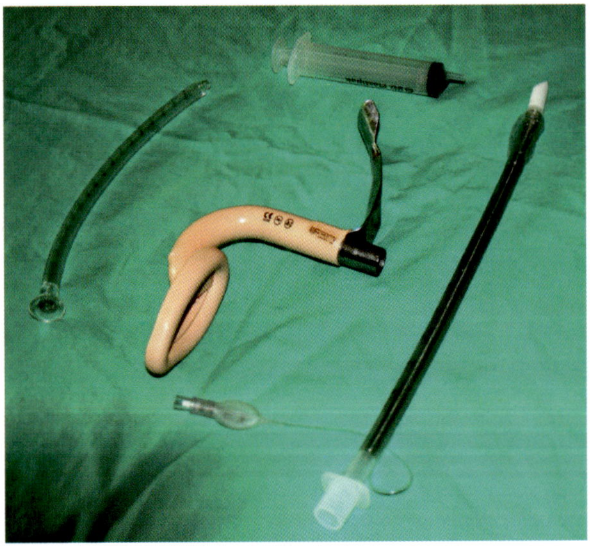

Figura 1.23. Fastrach.

Material

- Se necesita material para ventilar, oxigenar y aspirar igual que en la intubación.
- Fastrach del tamaño adecuado. Tubo y prolongador.
- Jeringa del tamaño adecuado, generalmente 20ml.
- Lubricante hidrosoluble.
- Material para comprobación y fijación.

Técnica

- Se introduce la fastrach de forma similar a una mascarilla laríngea excepto porque se agarra por el mango.
- Se introduce tubo a través del orificio, se hincha el balón de neumotaponamiento.
- Se comprueba la colocación.
- Se desinfla la mascarilla.
- Se conecta el prolongador al tubo y se retira la mascarilla.
- Se vuelve a comprobar la correcta colocación.
- Se fija el tubo según procedimiento habitual.

Funciones del TTS

- Colocación del paciente.
- Preparación del material.
- Dispensación del material.
- Colaboración en la técnica si fuera necesario (ejemplo, inflado del balón de neumotaponamiento).
- Colaborar en la monitorización.
- Colaborar en la retirada de la mascarilla.
- Limpieza del material.

AIRTRAQ®

Dispositivo que permite la intubación sin hiperextensión visualizando directamente la vía aérea con un visor de fibra óptica.

Material: igual que en IOT, exceptuando el laringoscopio que se sustituye por dispositivo Airtraq.

Técnica

- Encender la luz y esperar hasta que la luz deje de iluminar intermitentemente.
- Lubricar el TET e introducirlo en el canal lateral.
- Insertar el Airtraq en la línea media de la boca del paciente.
- Deslizar el Airtraq por el dorso de la lengua manteniéndolo centrado.
- Mirar a través del visor antes de llegar al plano vertical para ver la hipofaringe e identificar estructuras.
- Continuar deslizando el Airtraq hasta reconocer la epiglotis. Realizar un ligero movimiento de tracción vertical hacia arriba para hacer visibles las cuerdas vocales.
- Avanzar el TET empujándolo despacio hacia abajo a lo largo del canal lateral hasta ver que se introduce a través de las cuerdas vocales.
- Verificar la colocación y confirmar la longitud insertada.
- Separar el tubo del Airtraq estirando suavemente hacia el lateral y hacia atrás.
- Inflar el balón de neumotaponamiento y continuar procedimiento como una intubación con laringoscopio.

Funciones del TTS: son las mismas que en la intubación con laringoscopio.

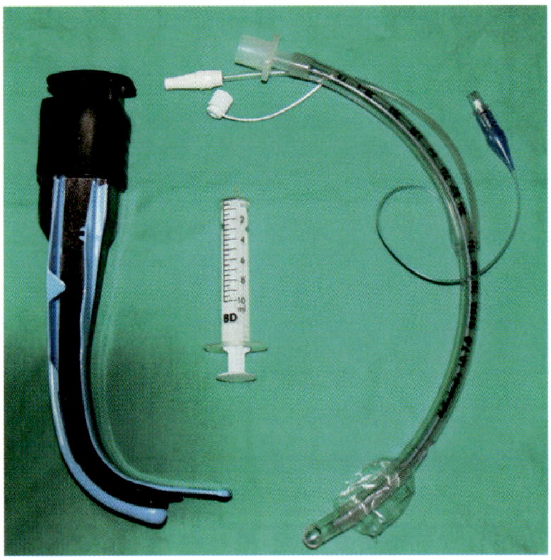

Figura 1.24. Airtraq.

COMBITUBO®

El Combitube está diseñado para aislar la vía aérea colocando dicho tubo ya sea en esófago o en tráquea. Presenta 2 luces, cada una con un balón, por este motivo permite intubar sin visualizar las cuerdas vocales, ya que al introducirlo, generalmente queda en esófago

Esófago-Tráquea Combitubo® (ETC, Tyco-Healthcare/Kendall, Mansfield, MA) puede ser insertado tanto en la tráquea como en el esófago, logrando ventilar al paciente en cualquiera de los dos casos. De esta forma, combina las funciones de sus precursores, el obturador esofágico y el TET. El ETC es un tubo de material plástico de doble luz y con dos balones. Una luz, llamada "lumen faríngeo" tiene un extremo distal ciego, con 8 orificios en su pared lateral en la porción que queda entre los dos balones, y un extremo proximal que tiene un conector de color azul. La otra luz, llamada "lumen traqueoesofágico" tiene un extremo distal abierto y posee un conector de color blanco en su extremo proximal. El conector azul es además más largo que el conector blanco para facilitar su reconocimiento y porque es el que se usa más frecuentemente. El balón proximal o "faríngeo" sella la cavidad orofaríngea y el cuff distal o "traqueoesofágico" sella la tráquea o el esófago, según se ubique una vez insertado.

El uso de este dispositivo está poco extendido en nuestro país, las funciones del técnico serían similares a los dispositivos explicados anteriormente.

1.3. Sondaje nasogástrico

El sondaje nasogástrico (SNG) es el tipo de sondaje gástrico más utilizado en el contexto del soporte vital avanzado con diferentes fines, pero no es el único, ya que también se utiliza el sondaje orogástrico cuando concurren unas circunstancias muy precisas, por lo tanto hablaremos de dos tipos de sondaje gástrico en el apoyo al SVA:

- Sondaje nasogástrico (SNG): se introduce una sonda desde la nariz del paciente hasta el estómago.
- Sondaje orogástrico: se introduce una sonda desde la boca del paciente hasta el estómago.

Indicaciones

En urgencias extrahospitalarias las principales indicaciones son las siguientes:

- A todo paciente intubado debería realizársele un SNG para evitar la distensión abdominal producida por la ventilación mecánica y para evitar el reflujo de contenido gástrico. La excepción son los pacientes con sospecha de fractura de la base del cráneo a los que se les realizará un sondaje **orogástrico.**
- Lavado gástrico. Se realiza generalmente con una sonda orogástrica de grueso calibre de tipo Foucher.

- Administración de medicación. Cuando el paciente no colabora se puede administrar medicación por esta vía, como en el caso de intoxicaciones en las que esté indicada la administración de carbón activado.

Material

- Guantes.
- Sonda: tipo Levin o Salem (la más utilizada) 14, 16 o 18fr. Sonda Foucher si se realiza lavado gástrico.
- Jeringa de 50 ml de cono ancho.
- Bosa colectora o recipiente si es para lavado.
- Fijador de sonda, apósito o esparadrapo.
- Lubricante hidrosoluble.
- Fonendoscopio.

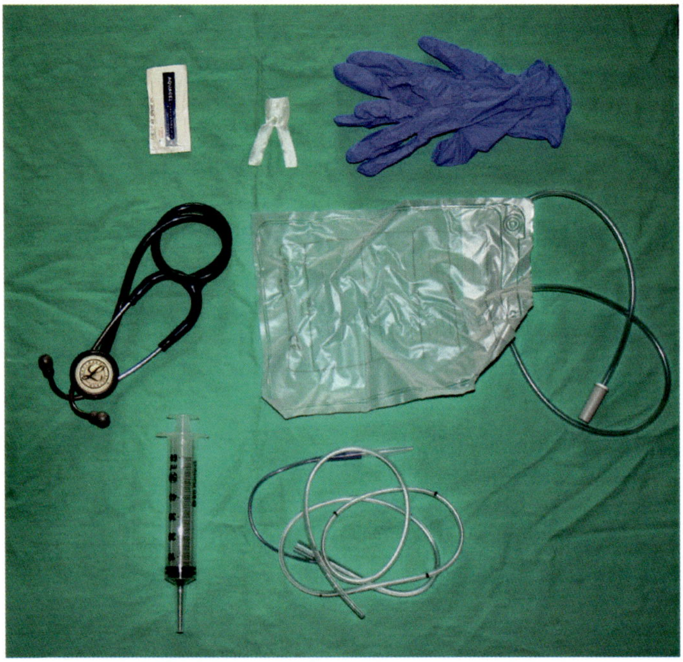

Figura 1.25. Material para SNG.

Técnica

- Es una técnica realizada por el personal de enfermería.
- No es una técnica estéril.
- Lavado de manos y colocación de guantes.

- Si el paciente está consciente explicar la técnica y colocar en posición de Fowler alta.
- Se realiza la medida de la sonda desde el orificio de la nariz hasta la oreja y desde ahí hasta debajo del apéndice xifoides, se coloca una marca.
- Lubricar la sonda.
- Introducir por una narina la SNG, si el paciente está consciente pedirle que colabore tragando con la cabeza un poco flexionada.
- Comprobar colocación aspirando con una jeringa de 50ml para ver si sale contenido gástrico, también se introducirá con la misma jeringa aire mientras se coloca el fonendoscopio en el epigastrio para escuchar y comprobar la entrada de aire que indicaría la correcta colocación.
- Colocar la bolsa colectora al extremo distal de la sonda, en algunos casos se conecta a aspiración.
- Fijación de la sonda en la nariz, bien con un apósito específico o mediante esparadrapo.

Funciones del técnico

- Preparación del material.
- Colaboración en la dispensación del material y conexión a bolsa colectora o aspirador.
- Colaboración en la fijación de la sonda.
- Colocación y postura del paciente.

1.4. Sondaje vesical

El sondaje vesical es una técnica invasiva que consiste en la introducción de un catéter de distintos materiales a través de la uretra hasta la vejiga, ya sea con fines diagnósticos o terapéuticos, permite establecer una vía de drenaje permanente, temporal o intermitente.

Es una técnica estéril, el medio extrahospitalario no es el lugar idóneo para su realización porque existe un alto riesgo de contaminación así que sus indicaciones son reducidas.

Indicaciones

- Medición de diuresis en los casos que sea importante para el diagnóstico o tratamiento inmediato.
- Retención de orina con globo vesical.

Material

- Guantes estériles y no estériles.
- Paños estériles.
- Sondas vesicales tipo Foley del tamaño adecuado, generalmente entre 14-16-18fr. El látex o silicona son los materiales más frecuentes.
- Solución clorhexidina 2% o solución antiséptica o de limpieza según protocolo del servicio.
- Gasas estériles.
- Lubricante urológico, con anestésico, y preferiblemente en envase estéril y de un solo uso.
- Bolsa colectora.
- Colgador bolsa de orina.
- Esparadrapo.
- Jeringa de 10 ml con agua estéril.

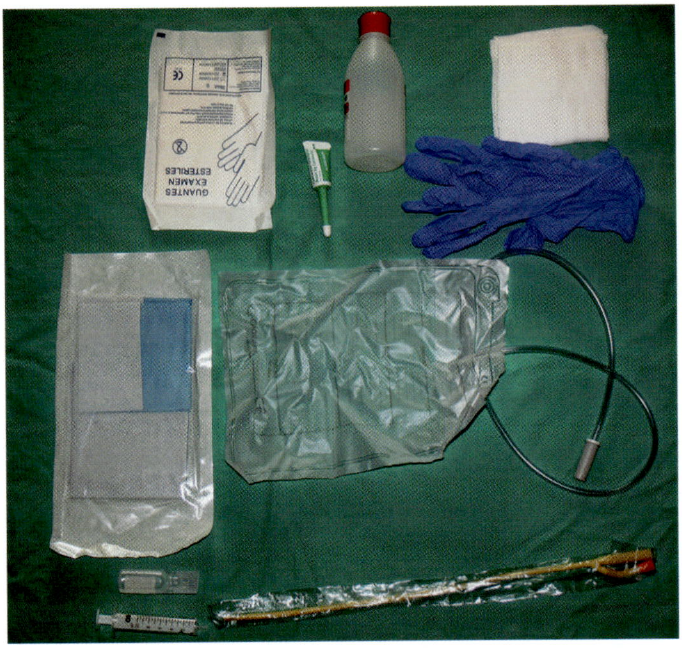

Figura 1.26. Material para sondaje vesical.

Técnica

Preparación previa: esta parte de la técnica no es estéril, la puede realizar tanto el TTS como el enfermero/a.

- Colocar al paciente en decúbito supino, la mujer en posición ginecológica y el hombre con las piernas ligeramente separadas.
- Lavado de manos de todo el personal que participe en la técnica y colocación de guantes no estériles.
- Lavado de genitales con agua y jabón.
- Hombre: sostener el pene retirando el prepucio y con la mano dominante limpiar el glande con clorhexidina acuosa al 2 %.
- Mujer: separación de labios, lavando de arriba hacia abajo (del clítoris a la zona perianal). Separar los labios menores, hasta visualizar el meato. Limpiar con Clorhexidina acuosa al 2 %.
- Secado de la zona con gasa estéril.
- Abrir los paquetes para que el profesional que realiza la técnica estéril prepare el campo y el material necesario.

Técnica, parte estéril: esta parte la realiza el profesional de enfermería y el TTS dispensará el material y colaborará en lo necesario según las indicaciones del enfermero/a.

- Lavado de manos e higienización de manos con solución alcohólica y colocación de guantes estériles, según el protocolo del servicio.
- Preparación del campo estéril y material necesario.
- Lubricar catéter y uretra abundantemente.
- Con guantes estériles se sujeta con la mano no dominante el pene en posición perpendicular y ejerciendo una pequeña tracción introducir la sonda suavemente hasta que salga orina.
- En el caso de la mujer, se separan los labios dejando el meato urinario al descubierto, tracción introducir la sonda suavemente hasta que salga orina.
- No forzar, para evitar provocar una falsa vía.
- Una vez introducido el catéter en vejiga, se inflara el globo con 8-10 ml de agua destilada estéril y se traccionará suavemente, hasta notar resistencia, para asegurar su anclaje.
- Conectar el circuito y fijar el sistema para evitar tracción y traumatismos uretrales.
- Limpieza de la zona genital de residuos. En hombres, regresar el prepucio a su posición, para evitar parafimosis.
- Fijar la sonda en la cara anterior del muslo después de su inserción para evitar el movimiento y la tracción uretral.
- La bolsa colectora quedara fijada al soporte.

1.5. Ventilación mecánica

La ventilación mecánica (VM) es una técnica por la cual se realiza el movimiento de gas hacia y desde los pulmones por medio de un equipo externo conectado directamente al paciente, constituye un medio de sustitución temporal de la función respiratoria del paciente cuando esta no cumple sus objetivos fisiológicos.

La VM es una herramienta clave en el soporte vital avanzado, en los últimos años la tecnología ha evolucionado mucho en este campo, se han desarrollado las modalidades de VM y las técnicas complementarias adaptándose a las características y necesidades del paciente. Incluso algunas de las modalidades ventilatorias que estaban reservadas al uso hospitalario, con la especialización de los sistemas de emergencias extrahospitalarias, han salido a la calle y se utilizan en el mismo lugar donde se asiste al paciente, por tanto es necesario que todo el personal de los equipos de emergencias, esté familiarizado con estos dispositivos.

Objetivos de la VM:

- Mantener el intercambio gaseoso.
- Reducir o sustituir el trabajo respiratorio.
- Disminuir el consumo de oxígeno sistémico o miocárdico.
- Conseguir la expansión pulmonar.
- Permitir la sedación, anestesia y relajación muscular.
- Estabilizar la pared torácica.

Existen dos modalidades de VM, la ventilación mecánica invasiva (VMI) y la ventilación mecánica no invasiva (VMNI), aunque generalmente podemos ver el término VM para referirse a la VMI:

Ventilación mecánica invasiva

En esta modalidad de ventilación el ventilador (respirador) se conecta al paciente a través de una vía aérea artificial como puede ser un tubo endotraqueal o una traqueotomía.

Los ventiladores (respiradores) son máquinas capaces de trasladar un volumen determinado de aire al paciente con una concentración programada de oxígeno. En el ámbito de las urgencias extrahospitalarias se utilizan respiradores pequeños, manejables, portátiles, compactos y ligeros. La mayoría de los respiradores que se utilizan en emergencias son volumétricos o manométricos. Los últimos modelos tienen funciones y características similares a los que se utilizan en las unidades de medicina intensiva.

Existen diferentes modelos de respiradores, en los que puede haber variaciones en la nomenclatura de algunos modos de ventilación y parámetros dependiendo de la casa comercial. En la actualidad se trabaja para unificar la terminología y facilitar la comunicación entre profesionales y su formación.

Relación de parámetros y elementos comunes que podemos encontrar en los diferentes modelos de respiradores:

- Modos ventilatorios más frecuentes:
  - CMV/IPPV: ventilación mecánica controlada por volumen /presión
  - VMAC: ventilación mecánica asistida- controlada.
  - SIMV: ventilación mandatoria intermitente sincronizada.
  - CPAP: presión positiva continua en la vía aérea.
- Programación:
  - por volumen.
  - por presión:
- Parámetros:
  - Fi O_2: fracción inspirada de oxígeno.
  - Frecuencia Respiratoria (FR).
  - PEEP: presión positiva al final de la espiración.
  - Presión de vía aérea (Paw).
  - Relación I/E: relación entre la inspiración y la expiración.
  - Volumen Tidal o corriente (V_t).
  - Trigger o Sensibilidad.
  - Alarmas:
    - Presión alta.
    - Presión baja.
    - Válvula antiasfixia.
    - Batería baja.
    - Fuente de alimentación baja.
- Material fungible o reutilizable tras esterilización:
  - Tubuladuras.

— Filtro antibacteriano.

— Nariz.

Modelos de respiradores de transporte:

- Oxilog® 1000, 2000, 2000 plus y 3000.
- LTV 1000®.
- VentiPAC V200®.
- Ambumatic®.
- Babylog 2000® y BabyPac 100®: para trasporte neonatal.

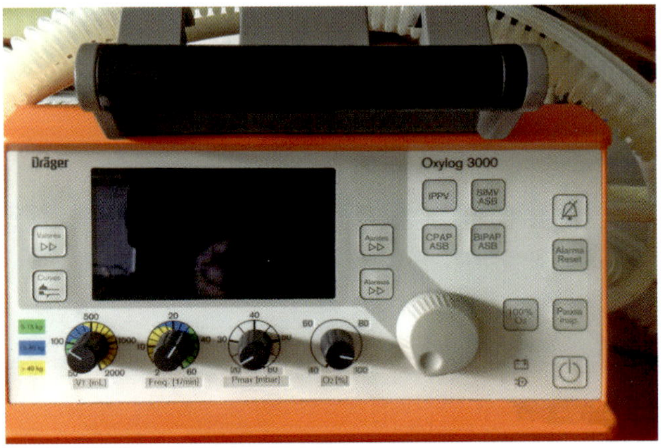

Figura 1.27. Oxilog 3000.

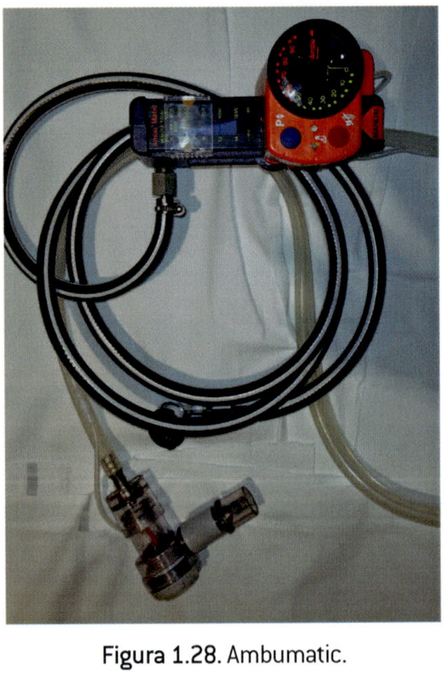

Figura 1.28. Ambumatic.

Funciones del TTS

- Conocer el modelo de respirador con el que trabaja, las conexiones a red y oxígeno.
- Mantenerlo limpio y revisar que no esté dañado.
- Comprobar que este bien anclado y saber cómo extraerlo del vehículo.
- Colaborar en la revisión del respirador y sus revisiones periódicas.
- Colaborar con el resto del equipo en la identificación de alarmas.

1.6. Ventilación mecánica no invasiva

La VMNI es una modalidad de soporte respiratorio que permite incrementar la ventilación alveolar sin necesidad de acceso artificial a la vía aérea.

Esta modalidad de ventilación está muy extendida en el tratamiento de pacientes crónicos en su domicilio y hospitales principalmente en las unidades de cuidados intensivos. En los últimos tiempos han aparecido dispositivos que permiten aplicar esta técnica en las emergencias extrahospitalarias.

Objetivos principales de la VMNI:

- Evitar la intubación endotraqueal y sus potenciales complicaciones.
- Reducir el trabajo respiratorio.
- Corregir la hipoxemia y la acidosis respiratoria.

Interfases

Las interfases son los dispositivos que se disponen entre el paciente y el ventilador a través de los cuales se aplica el gas a una presión determinada para favorecer la mecánica respiratoria. De la elección de la interfase puede depender el éxito de esta técnica, por eso es importante localizar la más adecuada para cada paciente:

- Mascarillas nasales
- Mascarillas oronasales
- Mascarillas faciales
- Cascos (Helmet®)
- Pipetas bucales
- Olivas nasales

Las más utilizadas son las mascarillas oronasales para adultos y el casco y las mascarillas nasales para niños.

Modos ventilatorios en VMNI

- CPAP (Continuous Positive AirwayPressure): presión positiva continua por encima de la presión atmosférica aplicada durante todo el ciclo respiratorio en la vía a área de un paciente con respiración espontánea.
- BIPAP (Biphasic Positive AirwayPressure): se pauta un doble nivel de presión y el volumen depende del paciente. La IPAP es presión prefijada en la inspiración y la EPAP es la fijada en la expiración.
- PSV (PressureSupportVentilation): es un modo de ventilación ciclado por flujo y limitado por presión donde la frecuencia respiratoria (FR) la marca el paciente.

Dispositivos mecánicos de VMNI

Oxilog 3000®: es uno de los ventiladores más avanzados y utilizados en emergencias extrahospitalarias y que nos permite aplicar VMI y VMNI tanto en modo CPAP como en modo BIPAP.

BIPAP Harmony®: es un dispositivo muy ligero de fácil manejo y versátil.

BIPAP Vision®: es un sistema de ventilación no invasivo y versátil que es más utilizado en centros hospitalarios.

BIPAP VYLFE de Boussignac ®: se trata de un dispositivo no neumático, necesita una batería para su funcionamiento y depende de una bala de O_2.

Dispositivos no mecánicos de VMNI

- Sistemas de VMNI no mecánicos de CPAP con un nivel de presión externa fija intercambiable: Caradyne y Vital Signs.
- CPAP de Boussignac®.

CPAP DE BOUSSIGNAC®

Mención aparte merece este dispositivo que es uno de los más utilizados en los servicios de emergencias extrahospitalarias para la aplicación de CPAP ya que es muy sencillo de utilizar y ligero. Es un dispositivo neumático que depende de una bala de O_2 con sistema abierto que se conecta a una máscara oronasal transmitiendo presión positiva a la vía aérea del paciente en respiración espontánea. Cuando se continua la técnica en el hospital la alimentación del dispositivo se realiza con aire medicinal y/u oxígeno.

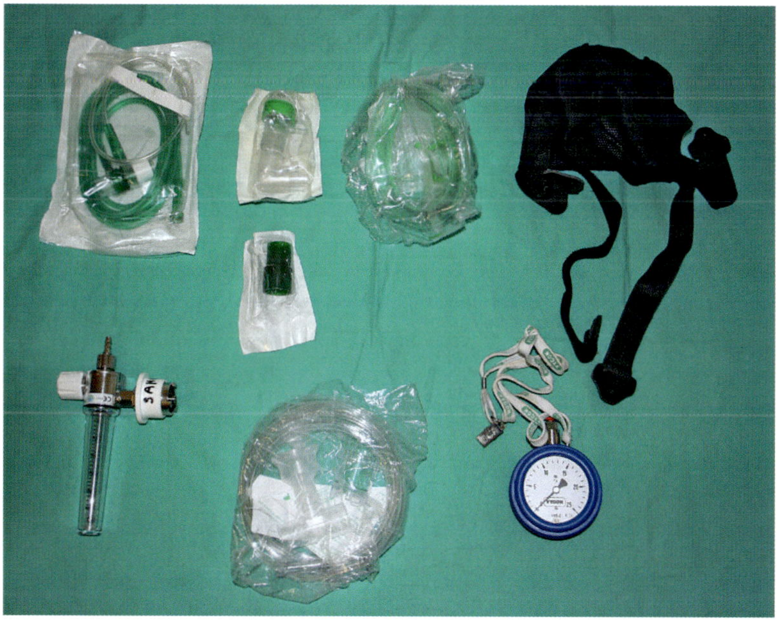

Figura 1.29. Set para CPAP de Boussignac®.

Ventajas:

- Simplicidad de uso.
- Suministro de altas concentraciones de O_2.
- Posibilidad de realizar mezclas de gases.
- Monitorización de presión.
- Imposibilidad de reinhalación de anhídrido carbónico.
- Bajo espacio muerto.
- Sistema abierto al exterior que permite el paso de una sonda de aspiración, sonda de alimentación.
- Sistema desechable.
- Buena tolerabilidad.
- Bajo coste.

Contraindicaciones:

- Inestabilidad hemodinámica, agotamiento y fatiga muscular importante.
- Imposibilidad para proteger la vía aérea.
- Secreciones respiratorias excesivas.

- Paciente agitado y poco colaborador.
- Hipovolemia.
- Enfisema Pulmonar mayor.
- Neumotórax sin drenaje.
- Hemorragia digestiva alta.
- Hipertensión intracraneal.
- Patología pulmonar unilateral.
- Traumatismo facial importante..
- Quemaduras o cirugía facial que interfiera en el ajuste de la mascarilla.
- Defecto anatómico que interfiera con el ajuste de la mascarilla.

Material

- Material para posible intubación orotraqueal.
- Set de CPAP.
- Mascarilla oronasal.
- Válvula de Boussignac.
- Manómetro de presión.
- Arnés de sujeción.
- Caudalímetro especial de alto flujo.
- Kit para el tratamiento con aerosolterapia (sistema de aerosolterapia en "T")

Aplicación de VMNI extrahospitalaria

Antes de iniciar la VMNI hay que explicarle la técnica al paciente y los objetivos que se pretenden conseguir, asegurando su colaboración. Tiene que entender que de ello depende el éxito del tratamiento en gran parte. Por eso es importante que todo el personal del equipo de emergencias conozca la técnica para poder ayudar al paciente y conseguir el objetivo deseado.

Funciones del TTS

- Conocer el modelo de VMNI con el que trabaja, las conexiones a red y oxígeno.
- Colaborar en la colocación del paciente.
- Colaborar en la preparación del material.
- Estar preparado para una posible IOT.

- Colaborar en la explicación de la técnica y en la disminución de la ansiedad del paciente. Gran parte del éxito depende de la explicación y tolerancia del paciente.
- Colaborar en la limpieza y recogida del material.

1.7. Punción cricotiroidea/Coniotomía

En emergencias nos podemos encontrar con que resulte imposible realizar una intubación endotraqueal, bien sea orotraqueal o nasotraqueal lo que puede ser debido por ejemplo a un traumatismo facial severo, un edema de glotis, un cuerpo extraño, etc. Por lo que puede ser necesario realizar una técnica más cruenta como es la Cricotomía Percutánea también conocida como Punción cricotiroidea o Coniotomía.

Se trata de una técnica de emergencia para la apertura de la vía aérea mediante la inserción de un angiocatéter o tubo de traqueotomía a través de la membrana cricotiroidea permitiendo un acceso directo a la tráquea.

Alternativa a la traqueotomía quirúrgica, la cricotomía percutánea es una téc nica rápida de realizar pues requiere menores conocimientos técnicos un mínimo equipamiento. Se trata de una medida temporal pues permite la oxigenación adecuada por un período de 30 – 45 minutos.

Tipos

- La cricotirotomía por punción.
  - Introducción simultánea de una aguja y una cánula que queda situada en la vía aérea al retirar la aguja. Para esta técnica existen preparados los siguientes sets de diferentes casas comerciales: TracheoQuick®, Portex-Crico-Kit®.
  - Introducción de una cánula de 4mm de diámetro interno mediante un mandril curvado usando sistemas como el Quicktrach®.
  - Introducción de una cánula de 4mm de diámetro interno mediante la técnica de Seldinger con el sistema Mini-Trach II®.
- La cricotirotomía por incisión – dilatación, (cricotirotomía quirúrgica), se usa poco en la emergencia extrahospitalaria.

Material

- Se debe tener preparado material para ventilación con bolsa mascarilla: ambú. (Con filtro, bolsa reservorio y alargadera).
- Bombona de oxígeno.

- Se debe tener preparado para aspirar posibles secreciones, vómitos o sangre.
- Aspirador, con sondas rígidas Yankauer, y sondas de aspiración flexibles de diferentes tamaños.
- Pinzas de Magill.
- Jeringa de 10 ml.
- Material para fijación.
- Set de cricotomía. Dependiendo de la técnica de punción usada y de la casa comercial. Si se carece del set comercial se puede utilizar un catéter de 14G, para lo que se necesitará además un bisturí, y una conexión de un TET del 3,5.
- Material para campo estéril y de curas.

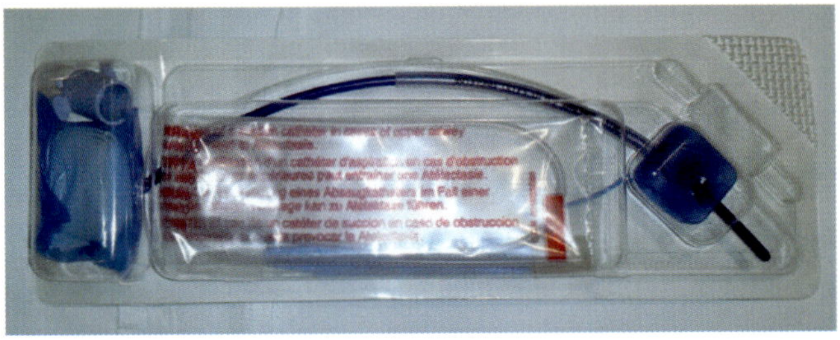

Figura 1.30. Set de punción cricotiroidea.

Técnica

Es una técnica realizada por el médico y que afortunadamente y gracias a los dispositivos existentes para vía aérea difícil no se realiza frecuentemente. Las técnicas por punción varían según el producto comercializado que se utilice. En cualquiera de ellas es precisa la localización de la membrana cricotiroidea mediante palpación y posterior punción para asegurar que estamos en la luz laríngea.

Se explica la técnica con un angiocatéter de 14G, dependiendo de la casa comercial del set puede haber modificaciones que vendrán especificadas en la ficha técnica del producto.

Pasos a seguir:

- Colocar al paciente con la cabeza en hiperextensión moderada, el paciente debe estar monitorizado.
- Localizar la membrana cricotiroidea, la cual se encuentra entre el borde inferior del cartílago tiroideo y el borde superior del cartílago cricoides.
- Punción de la piel con un ángulo de 90º, con una cánula nº 14 conectada a jeringa con suero.

- Se punza (previa desinfección con antiséptico en la zona) la membrana en la línea media anterior del cuello, utilizando un angiocatéter de 14G (para adultos) o bien se emplea el equipo de cricotirotomía. La aguja, con una jeringa con suero, debe introducirse en ángulo caudal de 45°, para no lesionar las cuerdas vocales.
- Cuando burbujee deslizar la cánula y retirar la aguja.
- Colocar una conexión de un tubo endotraqueal nº 3,5 y ventilar.

Funciones del TTS

- Colaborar en la monitorización del paciente.
- Posición del paciente, con la cabeza en hiperextensión moderada.
- Colaborar en la desinfección y preparación de la zona de punción.
- Colaborar en la preparación del material.
- Colaborar en la dispensación del material.

1.8. Toracocentesis

La toracocentesis es también conocida como punción pleural o pleurocentesis y consiste en la colocación de un tubo o catéter estéril en el espacio pleural y que tiene como finalidad la evacuación de aire o de líquido.

Indicaciones

- La principal indicación y más importante en atención extrahospitalaria es para liberar un neumotórax a tensión.
- Existen otras indicaciones que son discutidas en el medio extrahospitalario, sobre si se pueden o deben diferir al hospital, y esto es valoración del médico responsable en función de los protocolos de cada servicio, estas indicaciones son el drenaje de otros tipos de neumotórax, drenar hemotórax, hemoneumotórax, etc, y que se realizaría con un tubo de tórax más grueso y se describe más adelante en el apartado 1.10 toracostomía en emergencias.

Material

En emergencias suelen emplearse dos tipos de drenaje torácico: catéter fino denominado Pleurecath® y Neumovent® (se puede utilizar un angiocatéter de 14G) y drenajes de gran calibre tipo Argyl que se utilizarían para drenaje de hemoneumotórax o hemotórax en el caso de que el médico no considerara conveniente diferir la técnica al hospital, para lo que se realiza una toracostomía.

- Gasas estériles.
- Paño y guantes estériles.

- Solución antiséptica según protocolo del servicio (Betadine®, clorhexidina).
- Suero salino fisiológico al 0.9 %.
- Material de sutura (portaagujas, pinza y seda 2/0).
- Llave de tres pasos con alargadera.
- Material para fijación, esparadrapo.
- Catéter 14G o dispositivo elegido.
- Válvula de Heimlich, que es un dispositivo que permite salir el aire pero no entrar.
- Si no se utiliza válvula de Heimlich, se puede conectar a una bolsa colectora o a aspiración según valoración médica.
- Jeringa de 10 ml.
- Fonendoscopio.

Técnica

Es una técnica que realiza el médico.

El abordaje de urgencia para liberar un neumotórax a tensión es en la línea clavicular media en el 2-3º espacio intercostal, se realiza una punción perpendicular con el catéter conectado a la jeringa con suero fisiológico mientras se aspira, hasta que se observe burbujeo. Se introduce con precaución un poco el catéter mientras se retira el fiador, se conecta a la llave de tres pasos y a la válvula de Heimlich, bolsa colectora o aspiración según proceda.

Se fija a la piel y se coloca un apósito.

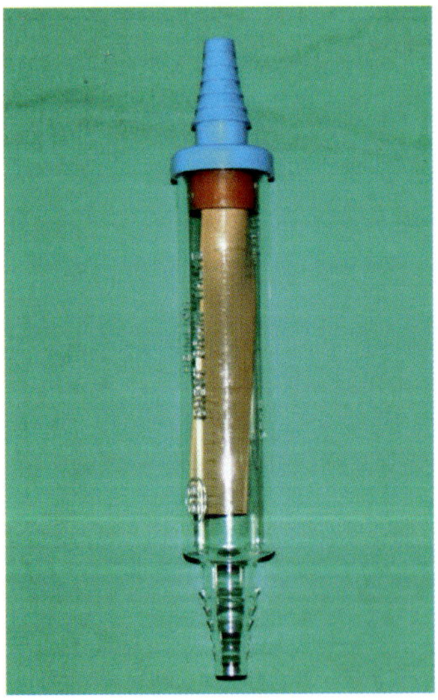

Figura 1.31. Válvula de Heimlich.

Funciones del TTS

- Colaborar en la monitorización del paciente.
- Posición del paciente, según indicación del facultativo, generalmente en posición de Fowler o semifowler.
- Colaborar en la desinfección y preparación de la zona de punción.
- Colaborar en la preparación del material.
- Colaborar en la dispensación del material.
- Colaborar en la fijación y colocación del apósito.

1.9. Pericardiocentesis

Uno de los mecanismos que causan la muerte tras un traumatismo cardiaco es el taponamiento cardiaco que puede llevar a un shock cardiogénico. El taponamiento cardiaco aparece por la compresión del corazón por acumulación de líquido en el saco pericárdico lo que altera el llenado de las cavidades cardiacas durante la diástole disminuyendo el gasto cardiaco y la presión arterial que en su máximo grado puede llevar a la muerte por un cuadro grave de shock cardiogénico o una actividad eléctrica sin pulso. La técnica que se realiza para drenar ese líquido se denomina pericardiocentesis

Indicaciones

- Taponamiento cardiaco grave de cualquier etiología.

Material

- Paños, guantes y gasas estériles.
- Antiséptico.
- Jeringas cono luer de 10-50 ml y agujas IM.
- Angiocatéteres largos tamaño de 14-16G.
- Anestésico local.
- Sistema de monitorización ECG (con electrodo epicárdico para adaptarlo a la aguja de punción si es posible).
- Material para fijación.

Técnica

- Colocar al paciente en decúbito supino, con la cabecera a 45º si la situación lo permite.

- Puede ser necesario sedar al paciente si está consciente.
- La víctima puede tener una desviación del mediastino con desplazamiento del corazón de forma significativa.
- Suele utilizarse la vía de acceso paraxifoidea (también la apical y la paraesternal aunque mucho menos utilizadas).
- Preparar un angiocatéter del 14- 18 G largo, conectado mediante una llave de tres pasos a una jeringa de 20 ml.
- Puncionar a nivel de 1-2 cm por debajo de la unión xifocostal.
- Introducir la aguja hacia arriba y hacia atrás con un ángulo de 45º hasta unos 4-5 cm, y se avanza cefálicamente, apuntando hacia el extremo inferior de la escapula hasta que la punta parezca entrar en la cavidad.
- Aspirar cada 1 a 2 mm mientras se hace avanzar la aguja hasta obtener sangre, se perciban pulsaciones cardiacas o hasta que el ECG demuestre un cambio brusco.
- Si la aguja es introducida excesivamente, aparecerá una onda de lesión en el ECG por la punción del músculo ventricular. La aparición de extrasístoles ventriculares tiene el mismo significado y la aguja debe ser retirada hasta que reaparezca el trazado electrocardiográfico inicial.
- Para evacuar se manipula la llave de tres pasos, sustituyendo la jeringa de 20 ml por una de 50 ml e incluso se podría conectar a un sistema de aspiración o drenaje.
- Una vez completada la aspiración, se desconectará la jeringa, cerrando la llave de tres pasos y fijando el catéter en su sitio (puede hacerse con un punto de sutura o con un vendaje adhesivo).

Complicaciones

- Aspiración de sangre de las cavidades ventriculares en vez de sangre o líquido del pericardio.
- Rotura de algún vaso coronario, epicardio o miocardio.
- Hematoma local.
- Pericarditis.
- Punción de pulmón con neumotórax.
- Arritmias graves.
- Hemopericardio.

Funciones TTS

- Colaborar en la desinfección y preparación de la zona de punción.
- Colaborar en la preparación del material.
- Colaborar en la dispensación del material.
- Técnica estéril.
- Ayudar a colocar adecuadamente al paciente.

1.10. Toracostomía de emergencias

La toracostomía se refiere al ingreso a la cavidad pleural a través de un espacio intercostal (toracostomía cerrada) o mediante la resección de un segmento de costilla (toracostomía abierta). La toracostomía cerrada o toracostomía de tubo es la inserción percutánea de un tubo, y generalmente se la conoce como la "inserción o colocación de un tubo de tórax".

Indicaciones

- Neumotórax.
- Hemoneumotórax.

Material

- Gasas estériles.
- Paño y guantes estériles.
- Solución antiséptica según protocolo del servicio (Betadine®, clorhexidina).
- Jeringa, aguja y anestésico local.
- Suero salino fisiológico al 0.9%.
- Material de sutura (portaagujas, pinza y seda 2/0).
- Material para fijación, esparadrapo.
- Dispositivo elegido, tipo Argyl® también se puede utilizar un kit de drenaje torácico estilo Portex®.
- Una bolsa colectora, o dispositivo tipo Pleure-evac® según valoración médica.
- Fonendoscopio.
- Bisturí y mosquito curvo.

Técnica

- Se realiza desinfección de la zona de punción y colocación del campo.
- El médico localiza el punto de inserción y anestesia la zona.

- Realiza una incisión paralela a la costilla, se introduce el tubo de tórax.
- Se conecta a bolsa de drenaje o dispositivo elegido.
- Se fija a la piel y se coloca apósito.

Funciones del TTS

- Colaborar en la monitorización del paciente.
- Posición del paciente, según indicación del facultativo, generalmente en posición de decúbito supino, Fowler o sentado en un lateral de la camilla.
- Colaborar en la desinfección y preparación de la zona de punción.
- Colaborar en la preparación del material.
- Colaborar en la dispensación del material.
- Colaborar en la fijación y colocación del apósito.

La toracotomía de urgencias es una técnica quirúrgica que se puede realizar en la emergencia extrahospitalaria incluida en protocolos de SVA, está demostrada su utilidad en pacientes con heridas cardiacas penetrantes aunque no es muy utilizada. Tiene como objetivos principales: descomprimir el taponamiento cardiaco, controlar la hemorragia aguda intratorácica y realizar masaje cardiaco directo.

Indicaciones

- Heridas cardiacas penetrantes con compromiso vital.

De forma general no es un procedimiento estandarizado en la mayoría de las UVIs-móviles y requiere de un material quirúrgico muy específico.

1.11. Cesárea de emergencias

La cesárea es una intervención quirúrgica, en la que se realiza una laparotomía para extraer el feto.

Existen diferentes indicaciones para realizar una cesárea que serán valoradas por el facultativo y que en el contexto extrahospitalario son muy escasas, ya que conlleva muchos riesgos y es más prudente esperar a llegar al centro hospitalario. Por lo que realizar una cesárea de emergencia en la atención extrahospitalaria es excepcional.

La indicación principal para realizar una cesárea de emergencias durante una atención extrahospitalaria es cuando se realiza una cesárea perimortem, que consiste en realizar una cesárea de emergencia en una gestante que haya sufrido una PCR.

La gestación como tal es un proceso fisiológico y no una enfermedad, por lo que las causas de PCR durante el embarazo no suelen ser las mismas que en una persona no embarazada. Generalmente son situaciones agudas que se corresponden con problemas médicos y/o quirúrgicos como: traumatismos, tromboembolismo pulmonar, hemorragias, cardiopatías, intoxicaciones y shock séptico.

Los traumatismos constituyen actualmente una de las principales causas de muerte no obstétrica durante el embarazo y sería una de las principales indicaciones para realizar esta técnica en nuestro medio.

Es importante tener en cuenta que a partir de la semana 24 de gestación (desde la cual se podría considerar viable el feto), se debe estar preparado para la atención de dos pacientes críticos.

Para realizar este procedimiento se necesita material quirúrgico específico que generalmente no se lleva en una UVI-móvil por lo que se utilizará el material de curas disponible como: bisturí, pinzas de disección, pinzas de hemostasia, portaagujas, seda, gasas, compresas, paños estériles, material de partos (tijeras, pinzas de cordón, manta térmica) etc.

La función del TTS es colaborar en la dispensación de material tanto para la realización de la cesárea y colaborar en el resto de técnicas que puedan ser necesarias como RCP, IOT, canalización de un acceso vascular, etc.

1.12. Material para soporte vital avanzado

El R.D. 619/1998 de 17 de abril regula el contenido mínimo de equipamiento sanitario con el que debe contar los distintos vehículos sanitarios de transporte terrestre. Cada Comunidad Autónoma tiene su propia legislación al respecto por lo que el siguiente listado debe considerarse como orientativo, pudiendo existir variaciones dependiendo de la zona y de los avances continuos del material sanitario de emergencias.

1.12.1. Material fungible

Se denomina material fungible a aquel que se desecha tras su uso o cuando caduca, normalmente en un corto espacio de tiempo. En este apartado enumeraremos este tipo de material junto con otro tipo de material que puede ser reutilizado tras su uso tras la correspondiente desinfección o esterilización.

La mayoría de este material debe estar tanto en el vehículo sanitario como en las bolsas de intervención en número suficiente según los protocolos de cada entidad. Parte de este material fungible se mencionará al describir el material electromédico.

Por lo general, para facilitar su localización en el vehículo sanitario, todo este material se distribuye en diferentes zonas en la medida que el carrozado de la ambulancia lo permita:

- Vía aérea.
- Vía venosa.
- Material de curas.
- Material de inmovilización.
- Material para pacientes pediátricos.
- Además de sueros, medicación, informes, etc.

Para la actuación sanitaria fuera del vehículo la distribución se hace en bolsas o maletines siguiendo una pauta similar:

- Maletín de vía aérea.
- Maletín de vía venosa.
- Maletín de pediatría.
- Maletín de partos.
- Maletín para la atención en IMV (incidentes de múltiples víctimas).

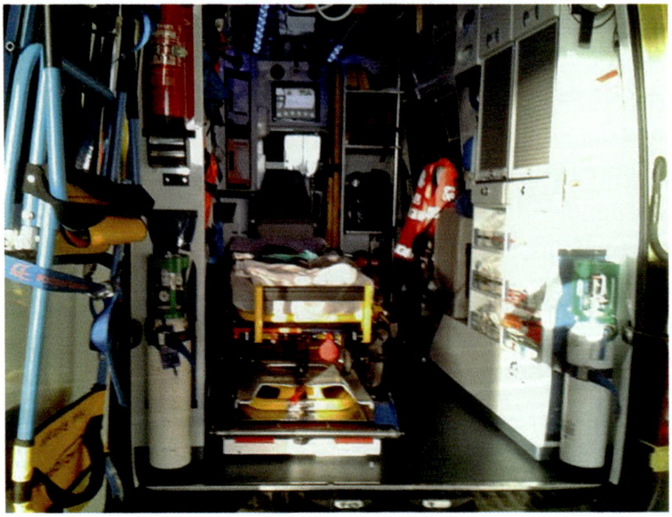

Figura 1.32. Interior UVI-móvil.

MATERIAL VÍA AEREA
Dispositivos oxigenoterapia: • Gafas nasales • Mascarilla tipo Venturi • Mascarilla traqueotomía • Mascarilla con reservorio • Mascarilla con cámara de Hudson • Alargadera de oxigeno • Adaptador en T
Kit drenaje pleural
Kit de cricotomía
Sondas de aspiración flexibles
Sondas de aspiración rígidas tipo Yankauer
Cánulas orofaríngeas
Mascarillas para bolsa resucitación (Ambú®)
Laringoscopio con palas Nº 1,2,3,4,5 y pala recta
Mascarillas laríngeas.
Mascarillas laríngeas tipo Fastrach®
Laringoscopio óptico tipo Airtrack®
Tubos endotraqueal Nº6-9
Fiadores de TET
Sistema de fijación de TET
Cinta de retorta
Lubricante hidrosoluble
Pinzas de Magill
Fonendoscopio

MATERIAL ACCESO VASCULAR
Jeringas 1,2,5,10,20 y 50 ml cono luer
Agujas subcutáneas
Agujas intramusculares
Agujas intravenosas
Jeringas para insulina
Angiocatéteres sobre aguja 14,16,18,20,22,24 y 26 G
Compresor
Material para fijación de vía venosa
Material específico extracción de sangre
Kit acceso intraóseo EZ-IO®
Aguja intraósea manual tipo Cook®
Alargaderas

Llave de tres pasos
Tapón de vía con válvula (obturador)
Kit vía central

SONDAJE VESICAL	SONDAJE NASOGÁSTRICO
Sonda vesical tipo Foley	Sonda nasogástrica Salem
Lubricante urológico con anestésico	Lubricante hidrosoluble
Jeringa 10ml y agua destilada	Jeringa de 50ml de cono ancho
Bolsa colectora	Bolsa colectora
Tapón	Tapón
Guantes y paño estéril	Guantes
Esparadrapo para fijación	Esparadrapo o material para fijación

MATERIAL CURAS
Venda elástica varios tamaños
Venda cohesiva varios tamaños
Antiséptico
Esparadrapo tela
Esparadrapo papel
Guantes no estériles S,M,L,XL
Guantes estériles 6,7,8
Empapadores
Puntos cutáneos o de aproximación
Sedas montada sobre aguja
Bisturí
Gasas estériles
Gasas no estériles
Compresas estériles
Apósitos hemostáticos
Torniquete
Batas desechables
Instrumental para curas • Pinza de disección con dientes • Pinza de disección sin dientes • Tijera recta • Tijera curva • Pinzas hemostasia • Pinzas Kocher • Portaagujas • Separadores

Antiséptico.
Hielo químico.

MISCELÁNEA	
Depresor lingual plástico	Tijeras corta-ropa
Linterna	Frontales
Maquinillas rasuradoras	Papel EKG
Gel conductor	Tiras reactivas para glucemia
Mantas térmicas	Electrodos para monitorizar
Esfingomanómetro y fonendoscopio	Termómetro
Bolsas de basura	Bolsas para ropa
Lencería para camilla (sabanillas y mantas)	Toallas
Otoscopio	

1.12.2. Material electromédico

Monitor desfibrilador portátil

Es un aparato que permite aplicar algunos de los controles y terapias más importantes que se aplican en el soporte vital avanzado. Los que se utilizan en la actualidad son compactos, portátiles y relativamente ligeros, existen muchos modelos, los más avanzados tienen las siguientes funciones:

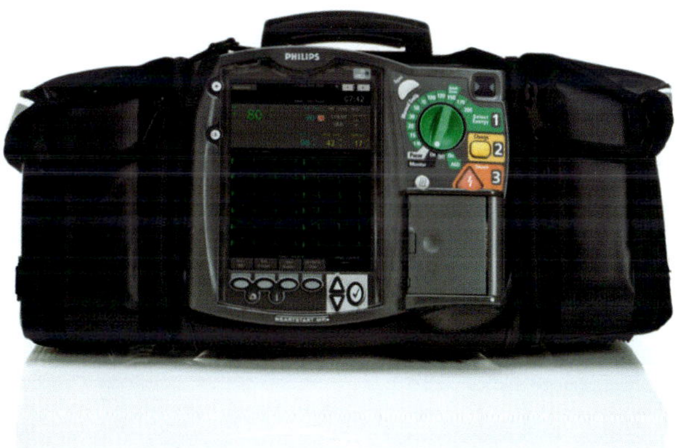

Figura 1.33. Monitor desfibrilador.

- Monitor ECG: detecta y registra en pantalla o papel la actividad del corazón por medio de electrodos o palas (adulto y pediátricas) al ponerlos en contacto con el tórax del paciente.

La colocación de los electrodos para monitorizar depende de la marca y el modelo, así como la cantidad, pero como mínimo serán tres. Generalmente la colocación se corresponde con colores o con las siguientes siglas:

— electrodo rojo, RA o L: hombro derecho

— electrodo amarillo, LA o L: hombro izquierdo

— electrodo verde o negro, LL o F: debajo de mamila izquierda o en miembro inferior izquierdo

En los modelos que se utilizan en la actualidad las palas se pueden sustituir por unos parches con los que, además de la función de monitorización, se pueden aplicar otras terapias que se nombraran más adelante.

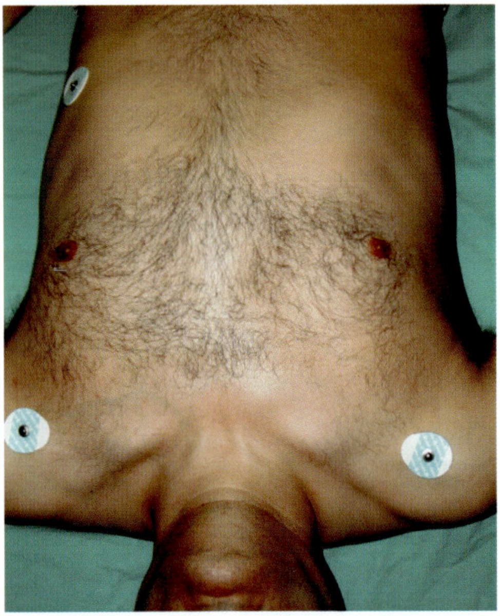

Figura 1.34. Colocación de electrodos para monitorización con 3 derivaciones.

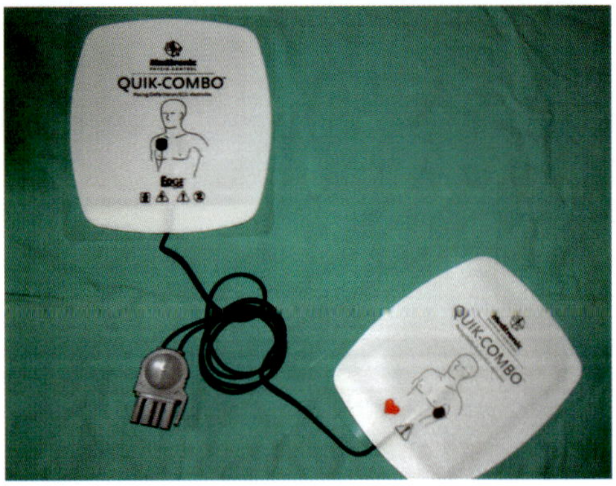

Figura 1.35. Parches monitor.

- Electrocardiograma de 12 derivaciones: en la actualidad la mayoría de los monitores portátiles tienen esta función, si no contara con ella debería haber un aparato específico para realizar un EKG.
- Marcapasos transcutáneo externo: para esta función se utilizan los parches
- Mide la presión arterial no invasiva o invasiva con el correspondiente transductor de presión.
- Pulsioximetría.
- Capnometría/Capnografía: Es un dispositivo que nos permite medir la concentración de dióxido de carbono (CO_2) en sangre con el mismo sistema que el pulsioxímetro o en aire expirado con el dispositivo con el cuentan algunos monitores. La utilización de la capnometría adquiere relevancia en la intubación endotraqueal ya que instantáneamente se tiene la seguridad de que la técnica se hizo correctamente al obtener valores de CO_2, ya que si la técnica resulta fallida y el TET va a vía digestiva no se obtendría ningún valor.
- Desfibrilación manual y automática (DEA): se utilizan los parches
- Cardioversión: se utilizan los parches.
- Gestión y sumario de sucesos con registro en papel.
- Registro en pantalla de los parámetros medidos en forma de curvas.

Bombas de infusión

Dispositivo electrónico que permite la administración parenteral de drogas y soluciones de forma programada, por lo que la medicación se administra de forma segura y controlada. Las usadas en la atención de emergencias extrahospitalarias son de diferentes tipos:

- Monocanal: solo permiten administrar una solución a través de un equipo de infusión.
- De varios canales: permiten administrar varias medicaciones o soluciones a la vez.
- De jeringa: permiten administrar medicaciones en muy poco volumen o a muy baja velocidad de infusión.

Pulsioxímetro

Es un aparato no invasivo que permite conocer la saturación de oxigeno del paciente y su frecuencia cardiaca por medios fotoeléctricos, mediante la colocación de una sonda transductora en una parte distal del cuerpo como puede ser los dedos de manos y pies o el lóbulo de la oreja. Los aparatos disponibles en la actualidad son muy fiables, para valores entre el 80 y el 100 %, pero su fiabilidad disminuye por debajo de estas cifras. Para que la medición sea fiable la parte de la anatomía donde se coloque debe tener buen aporte sanguíneo, buena temperatura y no tener elementos que dificulten la captación, como por ejemplo laca de uñas, fuentes importantes de luz externa. Tampoco son fiables las mediciones que se hacen en los pacientes con anemia severa ni en pacientes saturados de metahemoglobina o carboxihemoglobina (intoxicados por metano o monóxido de carbono).

Aunque el monitor-desfibrilador probablemente tenga esa función es aconsejable tener otro pulsioxímetro portátil por si el paciente se encuentra en una situación donde no sea posible acceder con el monitor. Suele funcionar con pilas o batería.

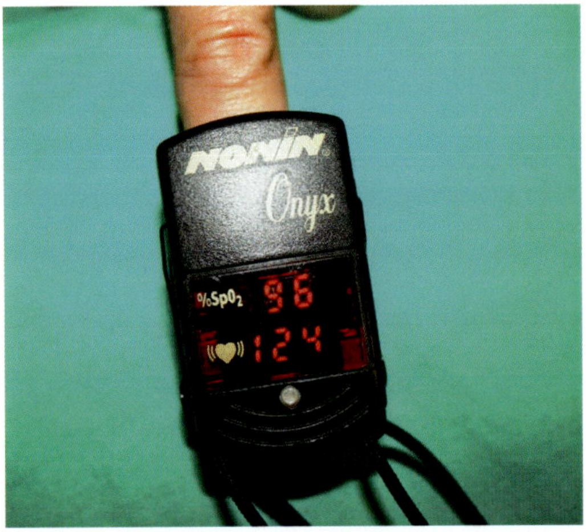

Figura 1.36. Pulsioxímetro.

Capnómetro

Es un dispositivo que nos permite medir la concentración de dióxido de carbono (CO_2) en sangre con el mismo sistema que el pulsioxímetro o en aire expirado con el dispositivo con el cuentan algunos monitores. La utilización de la capnometría adquiere relevancia en la intubación endotraqueal ya que instantáneamente se tiene la seguridad de que la técnica se hizo correctamente al obtener valores de CO_2, ya que si la técnica resulta fallida y el TET va a vía digestiva no se obtendría ningún valor.

Glucómetro

El glucómetro es un dispositivo electrónico que permite conocer la glucemia capilar del paciente en pocos segundos. Disponen de unas tiras reactivas de un solo uso en las que se deposita la muestra (una pequeña gota de sangre capilar), y una pantalla donde aparece el valor de la glucemia del paciente. Se debe tener la precaución de calibrar el aparato según las indicaciones del fabricante, pueden dar valores erróneos en condiciones de temperaturas extremas, ya existen dispositivos de algunas marcas comerciales que no necesitan ser calibrados.

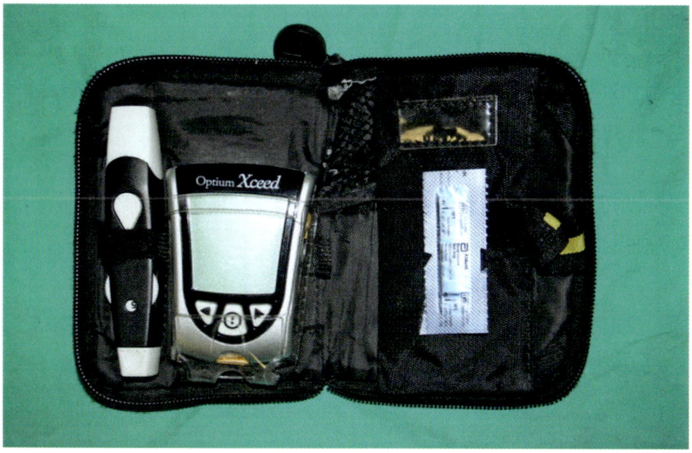

Figura 1.37. Glucómetro.

Cardiocompresor

Es un dispositivo mecánico que funciona conectado al oxigeno o al aire medicinal, realizando compresiones cardiacas, no está muy extendido en los sistemas de emergencias extrahospitalarias en nuestro país.

Tiene la ventaja de aplicar las compresiones torácicas manteniendo el ritmo y la profundidad además de liberar a uno de los componentes del equipo sanitario, como inconvenientes está el alto consumo de oxígeno y el aumento del peso y del volumen del aparataje a transportar.

Autoevaluación

1.1. Para la pericardiocentesis se necesita :

a) Un trocar epidural.

b) Una aguja intraósea.

c) Un angiocateter largo.

d) Bisturí.

1.2. Señale la diferencia entre una fastrach y una mascarilla laríngea.

a) Solo se puede intubar a través de la fastrach.

b) La fastrach tiene un mango que no tiene la mascarilla laríngea.

c) La fastrach tiene un visor.

d) A y B son correctas.

1.3. Señale cuál de estos dispositivos NO se utilizan al usar una CPAP de Boussignac

a) Manómetro y caudalimetro.

b) Arnés y mascarilla facial.

c) Tubo endotraqueal y filtro.

d) Todas son correctas.

1.4. Respecto a la pulsioximetria:

a) Mide la saturación de CO_2.

b) Es fiable para valores entre el 60 y 100 %.

c) Se alteran los valores cuando están las extremidades calientes.

d) Son todas falsas.

1.5. El monitor desfibrilador de una UVI móvil permitirá:

a) Modo marcapasos.

b) Cardiovertir.

c) Desfibrilar.

d) Todas son correctas.

1.6. La realización de una punción cricotiroidea para optimizar la vía aérea :

a) Es una técnica frecuente en la emergencia.

b) Tiene muy pocas complicaciones.

c) Es una técnica invasiva.

d) A y b son correctas.

1.7. La técnica para drenar un taponamiento cardiaco se denomina:

a) Toracostomia.

b) Pericardiocentesis.

c) Peritoneocentesis.

d) Ninguna es correcta.

1.8. ¿Cuál de estos dispositivos te podrían pedir en el escenario de colocación de un drenaje torácico?

a) Válvula de Heimlich.

b) Tubo endotraqueal.

c) Sonda nasogástrica.

d) Pala de laringo.

1.9. Para realizar un sondaje nasogástrico no prepararemos:

a) Jeringa de 50 ml de cono ancho.

b) Guantes estériles.

c) Fonendoscopio.

d) Lubricante hidrosoluble.

1.10. Para la intubación de un adulto NO se preparará:

a) Palas de laringo y mango.

b) Tubos endotraqueales, y uno por encima y otro por debajo del solicitado.

c) Vaselina.

d) Fiador.

2. Medicación de emergencia

Contenido

2.1. Farmacocinética básica

La farmacocinética estudia la evolución de un fármaco en el tiempo en el interior del organismo, que comprenderá los procesos de absorción, distribución, metabolización y expulsión.

2.1.1. Vías de administración de fármacos

La vía de administración de un fármaco es el camino por el que se introduce ese fármaco en el interior del organismo. La elección de una vía u otra dependerá de la situación clínica del paciente, de la rapidez del efecto buscado y de las características del propio fármaco.

Las vías de administración pueden clasificarse en cuatro grupos: enterales, parenterales, inhalatoria y tópica.

- **Vía enteral:** el fármaco se administra en diferentes niveles del tracto gastrointestinal, entre ellos:
  - Ingesta del medicamento por vía oral, éste se absorberá en estómago o intestino.
  - Administración sublingual y bucal. El fármaco debe permanecer en la boca y absorberá a través de la mucosa bucal, el paciente no debe, por tanto, tragarlo.
  - Administración por sonda nasogástrica, generalmente los productos a utilizar por esta vía serán líquidos o sólidos que puedan machacarse y diluirse.
  - Administración rectal, en forma de supositorios, el fármaco se absorberá a través de la mucosa rectal. Los enemas para limpieza del intestino, aunque también se aplican por vía rectal, actúan a nivel local en el iintestino grueso, no produciéndose su absorción.
- **Vía parenteral:** para la administración por esta vía es necesario atravesar la piel y depositar el fármaco debajo de ella o directamente en el torrente sanguíneo. Dependiendo del lugar en el que se introduzca el fármaco existen diferentes tipos:
  - Subcutánea o hipodérmica: el fármaco se deposita debajo de la dermis, siendo absorbido a través de los capilares sanguíneos.
  - Intradérmica: el fármaco es depositado en interior de la dermis, por tanto más superficial que el anterior. Es usada, por ejemplo, para la realización de pruebas alérgicas.

— Intramuscular: el fármaco se sitúa en el interior de un músculo. Generalmente se usa el cuadrante súpero-externo del glúteo, la cara anterolateral del muslo (músculo vasto lateral) o el deltoides. Cualquiera de ellas es válida por la ausencia de trayectos nerviosos y vasculares importantes.

— Intravenosa: El fármaco se introduce directamente en el torrente sanguíneo, bien sea a través de una vena periférica (más habitualmente) o central.

— Intraósea: El fármaco se introduce en la médula ósea de un hueso (normalmente en la tibia). Desde la médula ósea se difunde directamente al torrente sanguíneo. Nos comportaremos con ella de manera similar a una vía venosa. Ya se ha descrito en otro capítulo de este libro.

— Otras vías de administración parenteral: intraarticular, intrarraquídea, intratecal, intraneural, intracardiaca (ésta en la actualidad no tiene indicación). Ninguna de ellas se considera de utilización en situaciones de emergencia.

- **Vía inhalatoria:** el fármaco se absorbe a través de la mucosa del árbol respiratorio. La mucosa del árbol respiratorio tiene una gran superficie (unos 100 m^2) y está muy vascularizada, circunstancias éstas que favorecen la absorción de los fármacos que se suministren por esta vía.

  Para ello es preciso que vaya vehiculado en pequeñas partículas suspendidas en el aire.

  Esta vía es muy utilizada en enfermos con patología pulmonar (asma, EPOC) tanto en el tratamiento crónico (a través de dispositivos inhaladores que el propio paciente utiliza) o en sus agudizaciones.

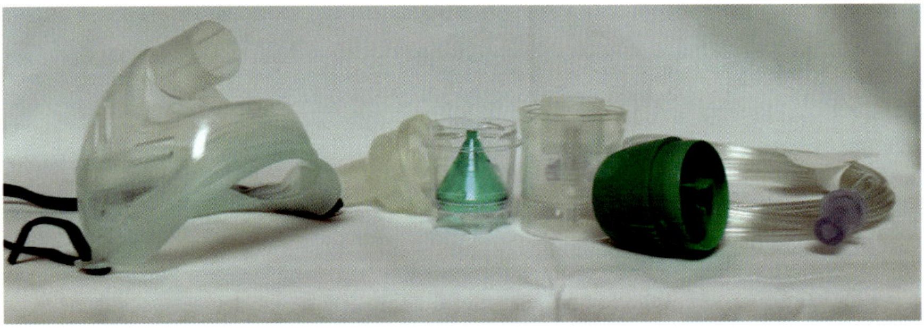

Figura 2.1. Cámaras de Hudson y mascarilla para nebulización.

En la vía inhalatoria la dosis del fármaco (por ejemplo salbutamol, bromuro de ipratropio, adrenalina) se diluirá en 2-3 ml de suero salino y se introducirá en una cámara de Hudson a la que se conecta una toma de oxígeno a alto flujo. Este oxígeno produce la formación de aerosoles con partículas muy pequeñas del medicamento que tienen gran capacidad de penetración en el árbol respiratorio ejerciendo allí su función (broncodilatación).

Por esta vía también es posible utilizar algunos fármacos en forma de gas (anestésicos, por ejemplo).

Hasta las Recomendaciones ILCOR 2010 existía indicación del uso de la vía **endotraqueal** en casos de parada cardiorrespiratoria (PCR) cuando no se disponía de vía venosa. A partir de ese año esta vía se eliminó de las Recomendaciones internacionales para esas situaciones. Por tanto la vía endotraqueal ya **no es** una vía de administración de fármacos en situaciones de PCR.

- **Vía tópica**: en este caso el medicamento se deposita en la superficie de la piel, de la mucosa conjuntival, el conducto auditivo externo o la mucosa nasal (en este caso en forma de gotas, no suspendido en el aire como mencionábamos en la vía inhalatoria).

En situaciones de urgencia o emergencia algunas de estas vías de administración no se utilizan, bien sea por el retardo en la absorción o por complejidad en la preparación del paciente o del fármaco. Realmente las vias que se usan en este tipo de situaciones se limitan a:

— Vía intravenosa: de elección en la mayor parte de los casos, preferentemente periférica (antecubitales del brazo, por ejemplo). En ella la administración y la absorción son inmediatas puesto que el fármaco se introduce directamente en el torrente sanguíneo, llegando rápidamente a su lugar de actuación. Es conveniente introducir, tras la inyección del fármaco, un bolo de 20 ml de suero salino para favorecer el avance del medicamento por el aparato circulatorio. Por esta vía se pueden usar muchos fármacos, por ejemplo adrenalina, atropina, amiodarona, adenosina, betabloqueantes, relajantes musculares como rocuronio, sedantes como las benzodiacepinas, corticoides, analgésicos como la morfina, drogas vasoactivas como dopamina, suero salino, suero glucosado

— Vía intraósea: se convierte en la vía de elección cuando no es posible usar una vía venosa periférica para la administración de fármacos. La técnica se describe en el capítulo uno. Se pueden usar los mismos fármacos que en la vía intravenosa y a las mismas dosis.

— Vía inhalatoria: como se dijo anteriormente esta vía se puede utilizar para proporcionar medicamentos en forma de aerosol en caso de agudizaciones de enfermedades respiratorias crónicas u otras situaciones que cursen con estrechamiento de los bronquios. Fármacos usados en estas circunstancias son el salbutamol, el bromuro de ipratropio, algunos esteroides como la beclometasona o la adrenalina.

— La vía intramuscular no tiene muchas indicaciones en las situaciones de emergencia, aunque se mantiene para la adrenalina en el tratamiento inicial de las situaciones de anafilaxia. Así mismo la via intramuscular puede usarse para la administración de glucagón si no se dispone de una vía venosa para la administración de glucosa, en este casos también se puede usar la via subcutánea.

— La vía enteral:

- Ingesta oral: quedaría limitada a pocos casos, por ejemplo al uso de fármacos antiagregantes (ácido acetilsalicílico y/o clopidogrel) como fármacos coadyuvantes en el tratamiento de casos de síndrome coronario agudo.
- Via bucal o sublingual: es ampliamente utilizada para suministrar nitroglicerina en el manejo del dolor torácico de origen coronario. También puede utilizarse para proporcionar al paciente benzodiacepinas, bien en comprimidos (alprazolam, para el manejo de la crisis de ansiedad) o en solución acuosa (midazolam, para el tratamiento de convulsiones).
- Vía rectal: en edad infantil se usa para proporcionar algunos fármacos antitérmicos (paracetamol) en forma de supositorios y también se pueden proporcionar fármacos anticonvulsivantes (diazepam).

VIAS DE ADMINISTRACIÓN DE FÁRMACOS DE INTERES EN EMERGENCIAS			
Tipo	Vía	Absorción	
Parenteral	Intravenosa	Inmediata	Permite administrar fármacos y volúmenes grandes de líquidos
	Intramuscular	Intermedia	Indicada en anafilaxia
	Subcutánea	Lenta	Hipoglucemias
	Intraósea	Rápida	Segunda elección si no se dispone de intravenosa
Enteral	Oral	Lenta	Antiagregantes en el síndrome coronario agudo
	Sublingual o bucal	Intermedia	Nitroglicerina, benzodiacepinas como anticonvulsivantes o ansiolíticas
	Rectal	Intermedia	Anticonvulsivantes en microenemas (diazepan)
Respiratoria	Inhalatoria	Rápida	Fármacos broncodilatadores
	Nasal	Rápida	Midazolam como anticonvulsivante

Diluciones

Los fármacos a usar en cada paciente por vía intravenosa pueden administrarse de varias maneras:

- "En bolo": se denomina así a la administración del medicamento de una manera directa según está su preparación en la ampolla o vial. A veces se une en la jeringa en la que se carga una pequeña cantidad de suero para que sea más fácil administrar aquellos que tienen poco volumen o para facilitar su dosificación.

  Por ejemplo, es habitual preparar el cloruro mórfico de la siguiente manera: el fármaco viene en ampollas de 1 ml que contienen 10 mg, lo que dificulta suministrar cantidades inferiores a los 10 mg, si quisiésemos suministrar 3 mg deberíamos inyectar 0,3 ml, lo que puede resultar difícil. Para hacer más fácil esa administración podemos juntar en una jeringa el mililitro procedente de la ampolla de cloruro mórfico con 9 ml de suero salino. La mezcla tendrá una concentración de 1 mg/ml, por ello, si queremos suministrar 3 mg de morfina bastará con inyectar en el paciente 3 ml de la mezcla, procedimiento más sencillo.

- En perfusión continua: en fármacos que precisan para su correcto funcionamiento mantener un nivel constante en el organismo y precisan una dosificación muy exacta. Aquellos fármacos que deben aplicarse en estas condiciones de exactitud (por ejemplo dopamina, dobutamina, nitroglicerina o sedantes) han de utilizarse con dispositivos que permitan esa infusión exacta: reguladores de flujo o bombas de infusión.

  Para ello se prepara una mezcla del fármaco con otra sustancia (suero salino fisiológico o suero glucosado 5 %) de manera que obtengamos una mezcla con una concentración conocida que haga más fácil el cálculo y aplicación de la dosis correcta.

  Por ejemplo la dosificación de dopamina, que debe usarse en una perfusión continua, se debe calcular en microgramos/kg/m, así si se quiere suministrar 10 microg/kg/m a una persona de 100 Kg debemos de proporcionarle (10 microg x 100 kg) 1000 microg (1 mg)/m. La dopamina se comercializa en ampollas con 200 mg en 5 ml (40 mg/ml). Por tanto para hacer esa dosificación directamente deberíamos dividir cada ml en 40 partes (1 mg) y suministrarlo al paciente cada minuto o lo que es lo mismo suministrar 1,5 ml cada hora de manera continua, lo que parece complicado.

  Para facilitarlo se procede a realizar una dilución del fármaco. Una posible dilución sería unir los 5 ml dc la ampolla dc dopamina con 95 ml de suero glucosado 5 %. Ahora la concentración de nuestra mezcla es 2 mg/ml, lo que hará más sencillo suministrar 1 mg en cada minuto, bastará con infundir 0,5 ml en ese tiempo, de manera continua, o sea 30 ml cada hora.

Ejemplo de dilución para dopamina		
Volumen	Fármaco	Concentración
5 ml	200 mg	40 mg/ml
100 ml	200 mg	2 mg/ml

Estos fármacos, para su administración en esas condiciones de exactitud y continuidad deben aplicarse a través de dispositivos que favorezcan esa labor. Para ello se dispone de tres dispositivos:

— Equipos de goteo convencionales: permiten hacer esa infusión continua, pero no de una manera muy exacta por lo que no se aconsejan para fármacos que precisen un control de dosis muy estricto. Para hacer el cálculo del volumen a infundir en un tiempo dado debemos tener en cuenta que cada ml tiene 20 gotas. Con un ejemplo veremos la dificultad: si queremos infundir un volumen de 300 ml en 60 minutos o 100 ml en 30 haremos los siguientes cálculos:

Volumen	Tiempo	Gotas	Gotas/minuto
300 ml	60 minutos	300 x 20 = 6000	300 x 20 / 60 = 100 gotas/minuto
100 ml	30 minutos	100 x 20 = 2000	100 x 20 /30 = 66,6 gotas/minuto

Tras conocer el número de gotas por minuto abriremos o cerraremos la llave del equipo de goteo hasta contar que permite el paso de ese número de gotas en un minuto, lo que no parece un método muy exacto.

— Regulador de flujo: se trata de un dispositivo que regula el paso del líquido a infundir en el paciente. Se añade al equipo de goteo tradicional. Permite la programación en ml/h. Estos dispositivos no aseguran al completo proporcionar las dosis prefijadas puesto que la infusión puede verse influido por la posición de la extremidad u otras dificultades al flujo.

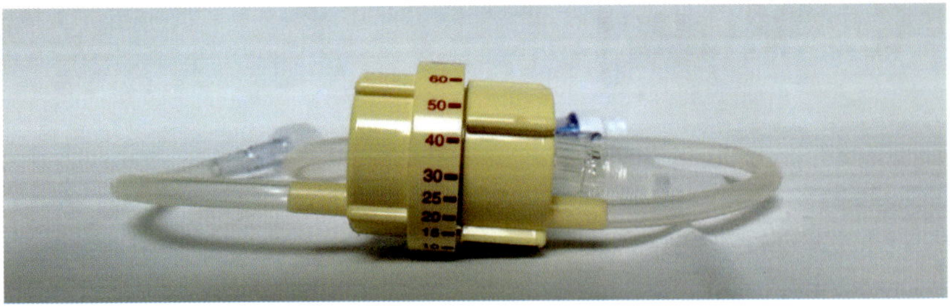

Figura 2.2. Regulador de flujo.

— <u>Bombas de infusión continua</u>: sistema similar al anterior, pero mecanizado. Hay comercializados diversos tipos. Se trata de una máquina que, con una batería, suministra al paciente cantidades programadas de un fármaco diluido. Precisa equipos de goteo específicos para cada dispositivo. Cuenta con alarmas que se disparan ante diferentes problemas (obstrucción al flujo, presencia de aire, finalización de líquido a perfundir). Proporcionan cantidades muy controladas del fármaco, es conveniente su uso con aquellos que deben mantener una dosificación muy estable y precisa (por ejemplo drogas vasoactivas).

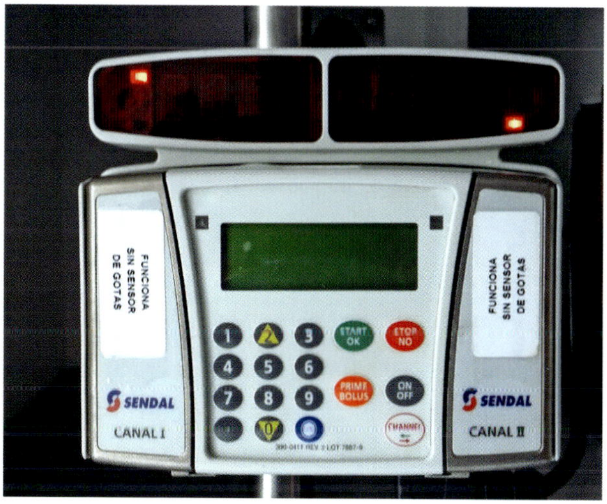

Figura 2.3. Un modelo de bomba de infusión.

Preparación de la medicación para inyección

Para la preparación del medicamento existen una serie de pasos que se deben observar siempre:

- Realizarlo siempre en las mejores condiciones de higiene posible (lavado de manos, uso de guantes...).
- Se debe verificar el medicamento (hay muchas ampollas que tienen un aspecto parecido y pueden inducir a errores), su correcto estado macroscópico, y su fecha de caducidad.
- Disponer de manera accesible todo el material necesario: antiséptico, jeringas de tamaño adecuado, distintas agujas para cargar la medicación e inyectarla, gasas.
- Cargar la medicación en la jeringa:
  — Si se trata de una ampolla:

- Es necesario golpear ligeramente la parte superior para que todo el contenido caiga a la inferior.
- Romper el cuello de la ampolla ayudados de una gasa para evitar cortes.
- Introducir la aguja de carga unida a la jeringa sin tocar los bordes de la ampolla.
- Cargar el contenido hasta vaciar la ampolla por completo su contenido.
- Colocar la jeringa hacia arriba y empujar el émbolo hasta vaciar el contenido de aire que pueda haber pasado a la jeringa.

— Si se trata de un vial:

- Retirar la tapa metálica que cubre el tapón del vial y limpie con antiséptico.
- Cargar en la jeringa un volumen de aire similar al que se va a extraer del vial.
- Atraviese el tapón insertando la aguja en el centro del mismo e inyecte el aire que cargó en la jeringa
- De la vuelta al vial, compruebe que la punta de la aguja está cubierta por el líquido y permita que se llene con la cantidad deseada gracias a la presión positiva ejercida por el aire que introdujo.
- Coloque el vial en su posición normal y extraiga la aguja.
- Purgue la jeringuilla como se dijo antes por si hubiese entrado aire en la operación de carga.

— Si el fármaco tiene una presentación en polvo dentro de un recipiente es necesario proceder a su dilución y homogeneización. Para ello deberá combinar el procedimiento de carga del disolvente según lo explicado anteriormente y la inyección del disolvente en el recipiente que contiene el polvo. Extraer aguja y jeringa, homogeneizar la mezcla por agitación. Y por último cargar la medicación según lo explicado más arriba.

— Para las diluciones se introducirá el volumen del fármaco en el suero, habiendo extraido previamente del recipiente tantos ml como los que se vayan a inyectar en él. Siguiendo con el ejemplo de dopamina del apartado anterior. Tenemos una ampolla de dopamina con un volumen de 5 ml que introduciremos en un suero glucosado 5 % con 100 ml, será necesario extraer 5 ml (el volumen de la ampolla de dopamina) antes de infundir ésta en el frasco, de esa manera tendremos realmente 200 mg de dopamina en un volumen total de 100 ml.

— Si la dilución se hace directamente en jeringa (como la mencionada para el cloruro mórfico), seguiremos los pasos de carga descritos sucesivamente. Es decir, manteniendo el mismo ejemplo, cogeremos una ampolla de cloruro mórfico y la cargaremos en una jeringa de 10 ml y a continuación cargaremos los 9 ml restantes de una ampolla de suero salino fisiológico de 10 ml, manteniendo en ambos casos las instrucciones dadas.

2.1.2. Absorción

La absorción de un fármaco comprende la penetración del mismo en el organismo a partir del lugar de administración hasta llegar al torrente sanguíneo. Este proceso puede verse afectado por diversos factores: las características físico químicas del fármaco, por la forma de la preparación farmacéutica o por la vía de administración.

Se denomina biodisponibilidad a la fracción de un fármaco que es capaz de alcanzar los órganos diana. Es máxima en la vía intravenosa, puesto que el fármaco se deposita directamente en el torrente circulatorio y puede dirigirse al lugar donde va a ejercer su efecto.

Así la absorción y disponibilidad de un fármaco es total e inmediata cuando se administra directamente en el torrente circulatorio (vía intravenosa o intrósea), en el resto de vías de administración el tiempo de absorción es mayor en función de los factores antes mencionados. Por ello, ***en emergencias,*** excepto en los casos citados en el apartado de vías de administración la forma adecuada de usar un fármaco será la intravenosa (periférica) y, si ésta no es posible, la intraósea.

2.1.3. Mecanismo de acción

Los fármacos pueden ejercer su efecto a través de diferentes mecanismos que podrían resumirse de una manera sencilla en:

- Mecanismos osmóticos: el fármaco produce diferentes concentraciones a ambos lados de una membrana, el organismo intenta equilibrar esa disparidad. Es lo que ocurre, por ejemplo, en fármacos expansores del plasma en situaciones de hipovolemia (como en el caso de un accidentado con sangrado muy importante), al introducirlos las venas provoca la atracción hacia el espacio vascular de líquidos situados en los tejidos fuera de los vasos sanguíneos y que intentan corregir la hipovolemia.
- Mecanismos de neutralización química: se unen por diferentes mecanismos a otras sustancias disminuyendo su acción. Es el caso de los antiácidos o del carbón activado.

- Mecanismos físicos: modifican la función de las membranas celulares, impidiendo el tránsito de sustancias a su través.
- Mecanismos que actúan sobre un receptor: el fármaco se une a una estructura concreta de la célula que produce el desencadenamiento de su acción.

2.1.4. Metabolización

La metabolización de un fármaco (o de cualquier otra sustancia) consiste en su transformación en otros productos más fácilmente eliminables del organismo. Esta metabolización puede dar lugar sustancias nuevas que tengan actividad (metabolitos activos) o a sustancias carentes de ella (metabolitos inactivos).

Esta metabolización se produce a través de dos tipos de reacciones conocidas como reacciones de fase 1 y de fase 2 que, en ocasiones, son consecutivas.

Las reacciones de fase 1 consisten en oxidaciones, reducciones o hidrólisis que pueden convertir al fármaco en un producto más activo. Las reacciones de fase 2 generalmente inactivan al fármaco actuando por conjugación sobre la modificación hecha en la fase anterior, favoreciendo su eliminación hepática, renal

2.1.5. Eliminación

La eliminación del fármaco constituye en su expulsión del organismo. Algunos medicamentos pueden eliminarse en la misma forma en la que se introdujeron en el organismo, otros necesitan su metabolización según las fases mencionadas anteriormente.

La eliminación puede realizarse por diferentes vías, renal y biliar, principalmente. Existen otras vías de eliminación de menor importancia como la pulmonar o a través de saliva, leche, sudor o lágrimas.

La principal vía de eliminación de fármacos y de sus metabolitos activos o inactivos es el riñón, esta vía se ve alterada en diversas circunstancias como puede ser en la insuficiencia renal, prematuros, ancianos , sobre todo si concurren otras alteraciones como insuficiencia cardiaca, deshidratación o déficit de perfusión renal.

La segunda ruta de eliminación de fármacos en importancia es la biliar. En esta vía hay que tener en cuenta la denominada circulación enterohepática. Algunas sustancias que son excretadas a través de la bilis son nuevamente reabsorbidas en el intestino para posteriormente pasar a ser eliminados por el riñón o nuevamente a la bilis.

El resto de vías de eliminación mencionadas anteriormente son poco importantes.

2.2. Familias de fármacos usados en urgencias y emergencias

2.2.1. Fármacos recomendados en el manejo de la parada cardiorrespiratoria

- Adrenalina
  - — Forma de presentación: ampollas o jeringas precargadas de 1 mg en 1 ml.
  - — Usos
    - En cualquier ritmo de parada cardiorrespiratoria (PCR).
    - En bradicardias.
    - En anafilaxia (reacciones alérgicas graves).
    - En algunos casos de broncoespasmo (agudizaciones en asma) y epiglotitis o larongotraqueitis.
  - — Forma de aplicación
    - En bolo en los casos de PCR.
    - Diluida en suero salino, en perfusión continua mediante bomba de infusión, por ejemplo en bradicardia.
    - En nebulización en casos de broncoespasmo o epiglotitis.
    - Inyección subcutánea o intramuscular en manejo inicial de la anafilaxia.

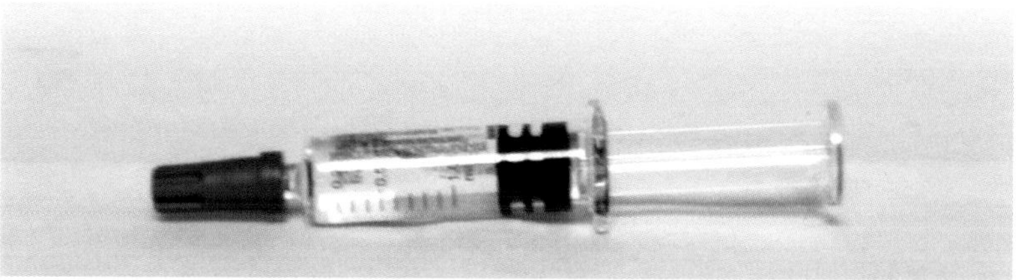

Figura 2.4. Adrenalina en jeringa precargada.

- Amiodarona
  - — Forma de presentación:
    - Ampollas conteniendo 150 mg en 3 ml.
  - — Usos
    - En PCR, en ritmos desfibrilables.
    - En algunos tipos de taquicardias.

— Forma de administración

- En bolo en casos de PCR.
- En perfusión continua, diluida en suero glucosado.

• Lidocaina

— Forma de presentación: ampollas que pueden tener diferentes concentraciones (1, 2 y 5%) que contendrían diferentes cantidades del fármaco (10 mg/ml, 20 mg/ml y 50 mg/ml, respectivamente) por lo que es necesario comprobar el tipo de concentración de la ampolla de manera previa a su uso.

— Usos: como alternativa a la amiodarona en PCR en ritmos desfibrilables o en taquicardias de complejo ancho (ojo, la amiodarona puede usarse tanto en taquicardias de complejo estrecho como ancho).

— Forma de administración: puede utilizarse, de manera similar a la amiodarona, en bolo en el caso de PCR o en perfusión continua en las demás situaciones.

• Sulfato de magnesio

— Forma de presentación: ampollas de 1,5 g en 10 ml.

— Usos: en algunas formas de taquicardias ventriculares (torsade de pointes). Hipomagnesemia. En el manejo de convulsiones debidas a Eclampsia.

— Forma de administración: en bolo.

• Calcio

— Forma de presentación: ampollas de 1 g.

— Usos: en PCR refractaria en los que se constate o se sospeche hiperpotasemia, intoxicación por antagonistas del calcio o hipocalcemia.

— Forma de administración: en bolo lento.

• Bicarbonato sódico

— Forma de presentación: en emergencias se usan preparados en forma 1 Molar que tienen un 1 miliequivalente de bicarbonato por ml.

— Usos: en general en situaciones de acidosis. En PCR secundaria a intoxicación por antidepresivos tricíclicos, a hiperpotasemia o con acidosis constatada analíticamente.

— Forma de administración: en bolo lento.

2.2.2. Fármacos usados como ayuda a la intubación orotraqueal

- Sedantes
  - Midazolam
    - Forma de presentación: ee presenta en ampollas con diversas concentraciones (1 o 5 mg/ml), al igual que pasa en otros fármacos con esta misma circunstancia hay que prestar atención al tipo de preparado con el que estemos trabajando para no cometer errores en la preparación y/o administración del mismo. También existen jeringas precargadas para administración bucal y atomizador para administración nasal (éste consiste en un dispositivo que se acopla a la jeringa normal en la que se ha cargado el fármaco y permite su atomización para uso nasal).

Concentración	Volumen	Cantidad total del fármaco
Midazolam ampollas		
1 mg/ml	5 ml	5 mg
1 mg/ml	3 ml	15 mg
5 mg/ml	10 ml	50 mg
Midazolam jeringas precargadas		
5 mg/ml	0,5 ml	2,5
5 mg/ml	1 ml	5
5 mg/ml	1,5 ml	7,5
5 mg/ml	2 ml	10

    - Usos: sedación. Manejo de crisis convulsivas. Inducción rápida para intubación orotraqueal.
    - Forma de administración: inicialmente intravenosa en bolo. Si se desea prolongar la sedación es necesario suministrar bolo repetidos o iniciar una perfusión continua.
  - Etomidato
    - Forma de presentación: ampollas de 20 mg en 10 ml.
    - Usos: sedación. Inducción rápida para intubación orotraqueal.
    - Forma de administración: en bolo, no se debe administrar en perfusión.

— Ketamina

- Forma de presentación: viales de 500 mg en 10 ml.
- Usos: puede usarse como inductor de anestesia para diferentes procedimientos. Efecto analgésico.
- Forma de administración: si se usa como inductor en anestesia o para procedimientos como la intubación orotraqueal se usará la vía intravenosa. La analgesia puede conseguirse por vía intravenosa o intramuscular.

— Propofol

- Forma de presentación: también puede presentarse en formas y concentraciones diferentes. Al 1% existen ampollas y frascos que contienen 10 mg/ml. Al 2% hay frascos que contienen 20 mg/ml.

Concentración	Volumen	Cantidad total del fármaco
Propofol		
10 mg/ml	20 ml	200 mg
10 mg/ml	50 y 100 ml	500 y 1000 mg
20 mg/ml	50 ml	1000 mg

- Usos: sedante en procedimientos agresivos de corta duración. Como inducción en la intubación orotraqueal. Mantenimiento de la sedación.
- Forma de administración: intravenosa, generalmente en bolo para la realización de algún procedimiento. Para el mantenimiento de la sedación se debe usar una perfusión continua.

• Relajantes musculares

— Succinilcolina

- Forma de presentación: ampollas de 100 mg/2ml. Precisa nevera para su adecuada conservación.
- Usos: relajación muscular para intubación orotraqueal. Inicio de acción inmediato.
- Forma de administración: intravenosa, en bolo rápido. No usar en perfusión continua.

— Rocuronio

- Forma de presentación: ampollas de 50 mg/5 ml (10 mg/ml)

- Usos: relajante muscular con rápido inicio de acción (comparable a la succinilcolina) y duración de la acción de unos 30 minutos. Tiene un antídoto específico: sugamadex.
- Forma de administración: bolo inicial que se puede continuar de una perfusión continua si se quiere mantener el bloqueo muscular más allá de los 30 minutos.

— Vecuronio

- Forma de presentación: viales con 10 mg de polvo que debe reconstituirse con suero salino o glucosado.
- Usos: relajante muscular con inicio de acción algo más lento que succinilcolina y rocuronio y con duración del mismo superior a los 30 minutos. Su efecto se puede contrarrestar con neostigmina
- Forma de administración: puede usarse en bolos repetidos o con un bolo inicial seguido de una perfusión continua.

— Atracurio

- Forma de presentación: ampollas de 5 ml y de 2,5 ml con una concentración de 10 mg/ml (es decir que contienen respectivamente 50 y 25 mg del fármaco)
- Usos: relajante muscular de características superponible al vecuronio. Necesita conservarse en nevera.
- Forma de administración: intravenosa en bolo inicial que puede seguirse de una perfusión continua.

2.2.3. Fármacos usados en el manejo del síndrome coronario agudo

- Ácido acetilsalicílico / Acetilsalicilato de lisina

— Forma de presentación:

- Ácido acetilsalicílico: comprimidos de 500 mg
- Acetilsalicilato de lisina: viales con 900 mg de polvo para reconstituir con suero salino o glucosado.

— Usos: Como antiagregante en todos los casos de síndrome coronario agudo, excepto si el paciente tiene alergia al fármaco.

— Forma de administración: oral el ácido acetilsalicílico, intravenoso el acetilsalicilato de lisina (éste se usa cuando el primero no se puede utilizar).

- Clopidogrel
  - Forma de presentación: comprimidos de 75 y de 300 mg.
  - Usos: En todos los casos de síndrome coronario agudo, salvo contraindicaicones.
  - Forma de administración: por vía oral.
- Heparina de bajo peso molecular (HBPM),
  - Forma de presentación: existen presentaciones en función de la vía de administración y la dosificación, las más usadas se recogen en la siguiente tabla:

Vía de administración	Forma de presentación	Volumen	Dósis UI*	Dósis mg
Vía intravenosa	Vial	0,4 ml	4000	40
Vía subcutánea	Jeringa precargada	0,4 ml	4000	40
Vía subcutánea	Jeringa precargada	0,6 ml	6000	60
Vía subcutánea	Jeringa precargada	0,8 ml	8000	80

*Unidades internacionales

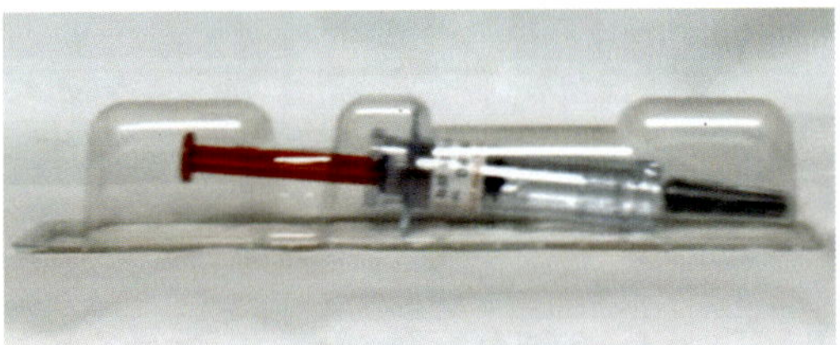

Figura 2.5. Adrenalina en jeringa precargada.

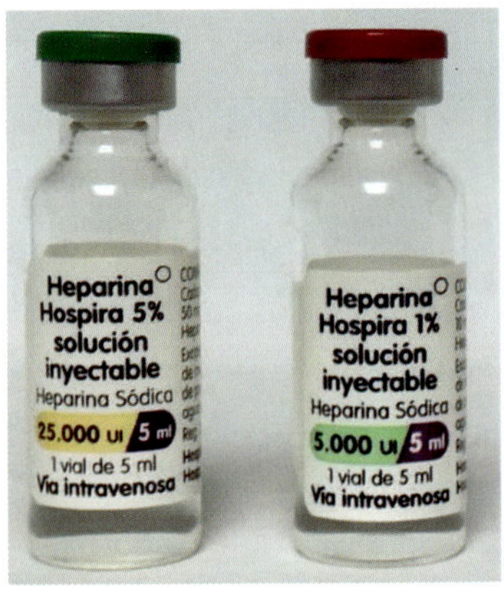

Figura 2.6. Viales de heparina sódica.

  - Usos: tiene utilidad en la prevención y tratamiento de la trombosis venosa profunda o en el tratamiento del embolismo pulmonar entre otras cosas, pero en emergencias consideramos su uso en el manejo del síndrome coronario agudo en aquellos casos en los que se vaya a realizar un procedimiento fibrinolítico con tenecteplasa.
  - Forma de administración: puede ser intravenosa o subcutánea, existiendo, como ya se dijo, un preparado diferente para cada una de las vías.

- Heparina sódica
  - — Forma de presentación: viales de 1 ml que pueden tener distinta concentración:

Administración	Presentación	Volumen	Concentración	Dósis UI*	Dósis mg
Vía intravenosa	Viales	5 ml	1%	1000	10
Vía intravenosa	Viales	5 ml	5%	5000	50

  - — Usos: superponibles a lo mencionado para las heparinas de bajo peso molecular.
  - — Forma de administración: la heparina sódica se administra en un primero bolo intravenoso (80 UI/kg) seguido de una perfusión continua, usando bomba de perfusión, que se adapta al nivel de coagulación obtenido en el paciente.
- Tenecteplasa:
  - — Forma de presentación: viales con polvo y disolvente. Se prepara una solución para uso inmediato que contiene 50 mg/ml.
  - — Usos: en síndrome coronario agudo con elevación del ST (Infarto de miocardio).
  - — Forma de administración: intravenosa en dosis ajustada al peso del paciente.
- Nitroglicerina
  - — Forma de presentación:
    - Uso sublingual: comprimidos de 1 mg, spray de 400 mcg por pulsación
    - Uso intravenoso: ampollas de 50 mg en 10 ml.
  - — Usos: se puede usar en síndrome coronario o en emergencia hipertensiva.
  - — Forma de administración:
    - Vía sublingual: un comprimido o 2 puffs del spray, dosificación que se puede repetir hasta en tres ocasiones si el dolor precordial se mantiene.
    - Vía intravenosa: se usa siempre en perfusión continua con bomba de infusión.

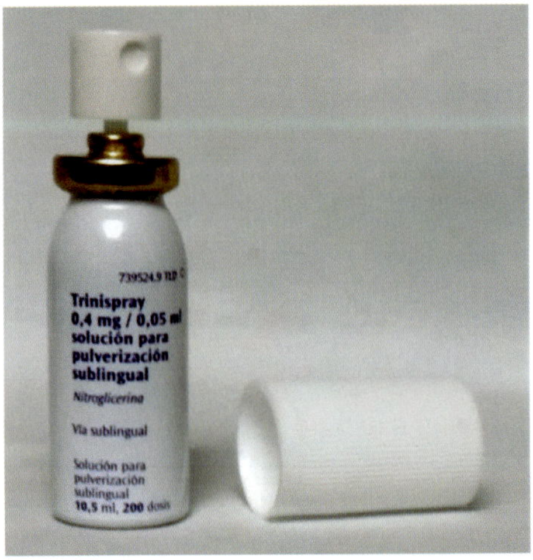

Figura 2.7. Spray de nitroglicerina.

2.2.4. Fármacos utilizados en patología aparato cardiovascular

- Efecto vasoactivo
  - Dopamina
    - Forma de presentación: ampollas de 200 mg/5 ml (40 mg/ml)
    - Usos: Hipotensión severa y shock
    - Forma de administración: en perfusión continua intravenosa, con estricto control, a través de bomba de perfusión. Para ello se diluirá previamente en suero salino o suero glucosado 5%.
  - Dobutamina
    - Forma de presentación: ampollas de 250 mg en 20 ml (12,5 mg/ml)
    - Usos: Hipotensión severa y shock.
    - Forma de administración: en perfusión continua intravenosa, con estricto control, a través de bomba de perfusión. Para ello se diluirá previamente en suero salino o suero glucosado 5 %.
  - Noradrenalina
    - Forma de presentación: ampollas de 10 mg/10 ml.
    - Usos: Hipotensión severa y shock.
    - Forma de administración: en perfusión continua intravenosa, con estricto control, a través de bomba de perfusión. Para ello se diluirá previamente en suero glucosado 5 %.

— Nitroglicerina

- (Ver lo que se dice para este fármaco en el apartado de usados en el síndrome coronario agudo).

— Labetalol:

- Forma de presentación: ampollas de 100 mg/20 ml (5 mg/ml)
- Usos: se usa en emergencias hipertensivas. Control de la tensión arterial en el ictus.
- Forma de administración: intravenosa en bolo, que se puede repetir si es necesario para el control de la tensión arterial o iniciar una infusión continua.

— Urapidilo

- Forma de presentación: ampollas de 50 mg/10 ml (5 mg/ml)
- Usos: emergencias hipertensivas. Se puede usar para el control de la tensión arterial en el ictus.
- Forma de administración: en bolo intravenoso que se puede repetir o iniciar una perfusión.

• Fármacos con efecto antiarrítmico

— Atropina

- Forma de presentación: ampollas de 1 mg/1 ml.
- Usos: en bradicardia. Premedicación para evitar reacciones vagales en algunos procedimientos (intubación orotraqueal, colocación de un tubo de tórax). Hasta las recomendaciones ILCOR 2010 se usaban en parada cardiaca por ritmo no desfibrilable, en la actualidad no tiene esta indicación.
- Forma de administración: en bolo directo.

— Adenosina

- Forma de presentación: viales que contienen 6 mg/2ml.
- Usos: en taquicardias de complejo estrecho (supraventriculares)
- Forma de administración: en bolo directo y rápido

— Digoxina

- Forma de presentación: ampollas de 0,25 mg/ 1 ml.
- Usos: insuficiencia cardiaca. Fibrilación auricular y en otros tipos de taquicardias supraventriculares.
- Forma de administración: intravenosa en bolo lento.

— Verapamilo

- Forma de presentación: ampollas de 5 mg/2ml.
- Usos: taquicardias de complejo estrecho (supraventriculares)
- Forma de administración: en bolo intravenoso, se puede repetir.

— Atenolol

- Forma de presentación: viales de 5 mg / 10 ml.
- Usos: cardiopatía isquémica. Taquicardias de complejo estrecho.
- Forma de administración: bolo intravenoso lento.

— Procainamida

- Forma de presentación: viales de 1 g / 10 ml (100 mg/ml)
- Usos: taquicardias de complejo ancho (ventriculares) o estrecho (supraventriculares).
- Forma de administración: bolo intravenoso lento, que se puede seguir de una perfusión continua.

— Flecainida

- Forma de presentación: ampollas de 150 mg/10 ml (15 mg/ml)
- Usos: en taquicardias supraventriculares y ventriculares. Especialmente indicada en fibrilación auricular.
- Forma de administración: bolo intravenoso lento a pasar en 15 minutos, tras diluirlo en 100 ml de suero glucosado 5%.

• Fármacos con efecto diurético

— Furosemida

- Forma de presentación: ampollas de 20 mg en 2 ml
- Usos: en insuficiencia cardiaca e hipertensión arterial
- Formas de administración: puede usarse por vía intravenosa o intramuscular. Si se busca un efecto rápido será necesaria la vía intravenosa

2.2.5. Fármacos usados en agudizaciones respiratorias

• Salbutamol

— Forma de presentación: para su uso en emergencias se disponen de tres preparados, aunque el más usado en la solución para nebulización:

- Ampollas: 0,5 mg/1ml
- Solución para nebulización: 5 mg/ml)
- Envases a presión para inhalación: 100 mcg/puff

— Usos: crisis broncoespasmo (asma, enfermedad pulmonar obstructiva crónica). Hiperpotasemia.

— Forma de administración:

- Nebulización en cámara de Hudson a 1 ml de la solución se añaden 4-5 ml de suero salino.
- Las ampollas se usarán por vía intravenosa, diluidas en 100 ml de suero salino y se administran en 15-20 minutos. También pueden usarse por vía subcutánea o intramuscular.

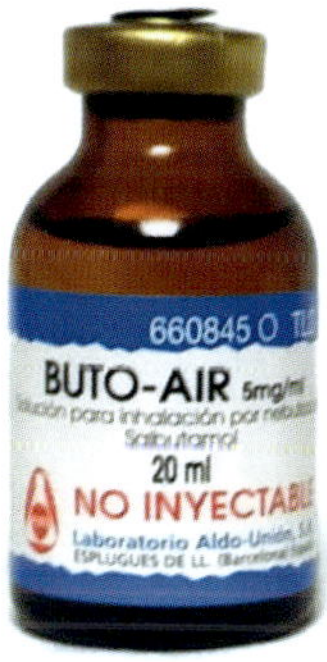

Figura 2.8. Salbutamol, solución para nebulizador.

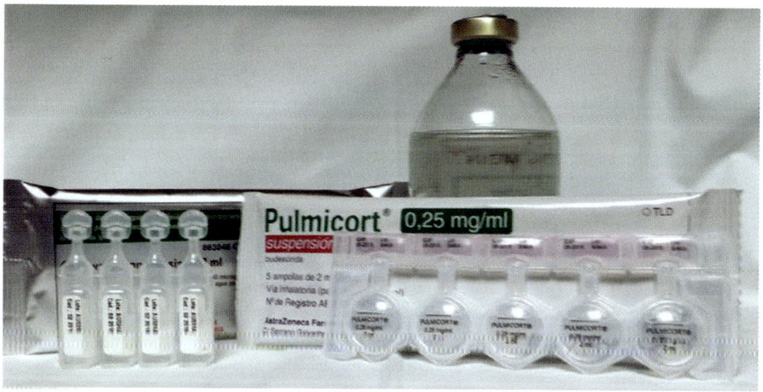

Figura 2.9. Ampollas de ipratropio y beclometasona.

- Bromuro de ipratropio

— Forma de presentación: ampollas de 500 mcg/2 ml.

- Usos: en crisis de broncoespasmo, se suele usar asociado a salbutamol.
- Forma de administración: se prepara para nebulización en cámara de Hudson. Se usa la ampolla completa junto con 1 ml de la solución de salbutamol y 4-5 ml de suero salino fisiológico.

- Budesonida
  - Forma de presentación: ampollas de 2 ml que contienen 1 mg
  - Usos: en crisis de broncoespasmo, se suele usar asociado a salbutamol a ipratropio o a ambos.
  - Forma de administración: se prepara para nebulización en cámara de Hudson. Se usan 1 ml o 2 ml de la ampolla junto con 4-5 ml de suero salino fisiológico (salbutamol e ipratropio pueden usarse de manera simultánea en la misma cámara).
- Metilprednisolona (Urbasón, Solumoderín)
  - Forma de presentación: ampollas y viales con polvo para dilución con agua destilada. Existen múltiples preparados con distintas cantidades 20, 40, 80 .hasta 1000 mg.
  - Usos: en agudizaciones respiratorias con broncoespasmo. Reacciones alérgicas y estados de shock anafiláctico. En lesión aguda de la médula espinal.
  - Forma de administración: para estos usos la forma de administración es intravenosa.
- Hidrocortisona (Actocortina)
  - Forma de presentación: viales con polvo para reconstitución. Existen preparados con 100, 500 y 1000 mg
  - Usos: exacerbaciones de broncoespasmo en asma y enfermedad pulmonar obstructiva crónica.
  - Forma de administración: se administra vía intravenosa, es conveniente diluir el vial reconstituido en 100 ml de suero salino.

2.2.6. Fármacos anticonvulsivantes

- Clonazepan
  - Forma de presentación: ampollas de 1 mg/ 1 ml.
  - Usos: en episodios convulsivos.
  - Forma de administración: intravenosa directa.

- Diazepan
  - Forma de presentación: existen presentaciones en comprimidos, gotas, microenemas y ampollas. Haremos referencia a estas dos últimas formas que son las usadas en urgencias y emergencias.
    - Microenemas: 5 y 10 mg.
    - Ampollas: de 10 mg/2 ml.
  - Usos: en episodios convulsivos. Sedación.
  - Forma de administración:
    - Microenemas, se usan sobre todo en niños con convulsiones, son de aplicación rectal.
    - Ampollas: para uso intravenoso (se podrían usa vía intramuscular, pero la absorción es muy irregular no siendo válida para situaciones de urgencia). Se usa en bolo inicial y en perfusión continua si se necesita mantener la sedación durante mucho tiempo.

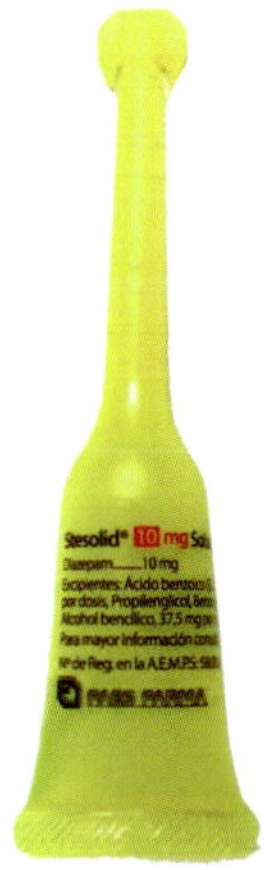

Figura 2.10. Microenema de diazepam.

- Midazolan
  - (ver lo descrito para este fármaco en el apartado de fármacos usados como apoyo a la intubación endotraqueal).
- Ácido valproico
  - Forma de presentación: viales con 400 mg del fármaco en polvo y una ampolla con 4 ml de disolvente. Una vez reconstituido se obtiene una mezcla que contiene 100 mg/ml.
  - Usos: en crisis convulsiva.
  - Forma de administración: intravenosa, en un bolo inicial que puede seguirse de una perfusión continua si lo precisa.

2.2.7. Fármacos con efecto analgésico

- Paracetamol
  - Forma de presentación:
    - Comprimidos de 500 mg.
    - Supositorios: de 150 y 325 mg.
    - Viales: de 1g en 100 ml.

— Usos: alivio del dolor leve. Fiebre.

— Forma de administración: según el preparado podrá ser oral, rectal o intravenosa en bolo.

- Metamizol

  — Forma de presentación: ampollas de 2 g en 5 ml (también hay una formulación en cápsulas poco usada en emergencias).

  — Usos: alivio del dolor leve o moderado. Fiebre.

  — Forma de administración: Intravenosa, mejor diluido en 100 ml de suero salino.

- Antiinflamatorios no esteroideos

  — Forma de presentación: para su uso en emergencias consideraremos las formas para administración parenteral. Se presentan en ampollas, por ejemplo dexketoprofeno (50 mg/2 ml) o ketorolaco (30 mg/ml).

  — Usos: tratamiento del dolor leve moderado.

  — Forma de administración: se puede usar por vía intramuscular o intravenosa.

- Tramadol

  — Forma de presentación: ampollas de 100 mg/2 ml

  — Usos: alivio del dolor moderado.

  — Forma de administración: se puede utilizar por vía intramuscular, subcutánea o intravenosa (para ésta mejor diluir en 100 ml de suero salino y administrarlo en 15-20 minutos)

- Cloruro mórfico:

  — Forma de presentación: en emergencias se usa en ampollas de 10 mg en 1 ml.

  — Usos: alivio del dolor severo. Dado su efecto sedante es usado también como coadyuvante para la adaptación a ventilación mecánica.

  — Forma de administración: se puede utilizar por vías subcutánea, intramuscular o intravenosa. Ésta última es la que se debe intentar si buscamos un rápido alivio de los síntomas.

- Fentanilo

  — Forma de presentación: ampollas de 150 mcg en 3 ml.

  — Usos: alivio del dolor intenso. Rápido inicio de acción y corta duración.

  — Forma de administración: intravenosa. Dada la corta duración de su efecto será necesario repetir dosis o instaurar una perfusión continua.

2.2.8. Fármacos usados en urgencias diabéticas

- Insulina
  - Forma de presentación: en emergencias se usa insulina rápida, que se presenta en viales de 10 ml que contienen 100 UI (Unidades internacionales) por ml.
  - Usos: en descompensaciones diabéticas graves por hiperglucemia. Puede usarse también en el manejo de la hiperpotasemia.
  - Forma de administración: en emergencias se utiliza generlamente por vía intravenosa, pudiendo diluirse en suero salino o glucosado según los casos.
- Glucagón
  - Forma de presentación: se presenta en un envase con una jeringa precargas con 1 ml de agua destilada y un vial con 1 mg de glucagón para reconstituir.
  - Usos: en hipoglucemia, sobre todo en pacientes con alteración del nivel de conciencia. En intoxicaciones por betabloqueantes
  - Forma de administración: se administra en inyección intramuscular o subcutánea. En la intoxicación por betabloqueantes se usa por vía intravenosa (bolo inicial seguido de una perfusión continua).

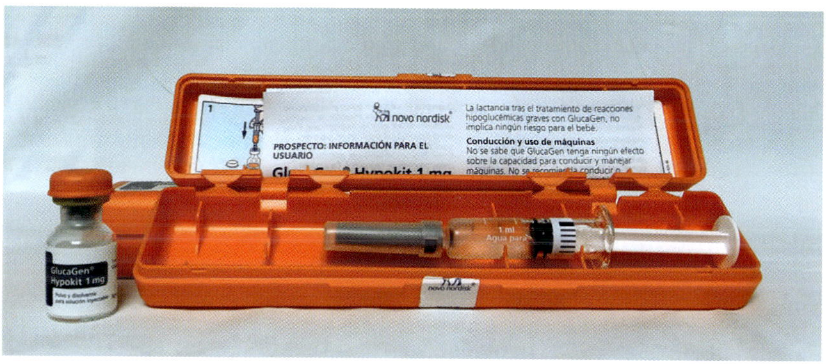

Figura 2.11. Envase de glucagón.

- Glucosa 50 %
  - Forma de presentación: ampollas con 10 g de glucosa en 20 ml.
  - Usos: en hipoglucemia, sobre todo en pacientes con alteración del nivel de conciencia.
  - Forma de administración: generalmente intravenosa en bolo.

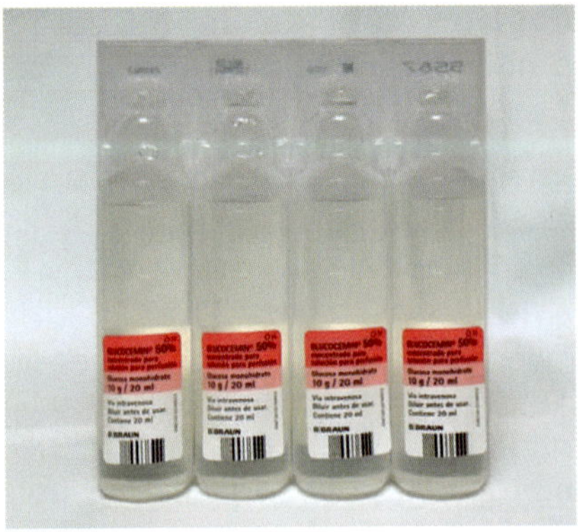

Figura 2.12. Ampollas de 20 ml de glucosa al 50%.

2.2.9. Fármacos usados durante el parto

- Metilergometrina
  - Forma de presentación: ampollas de 0,2 mg en 1 ml.
  - Usos: tras la expulsión de la placenta si persisten hemorragia vaginal importante.
  - Forma de administración: en bolo intravenoso lento.
- Oxitocina
  - Forma de presentación: ampollas de 10 U/1 ml.
  - Usos: para la inducción del parto y en hemorragias postparto.
  - Forma de administración: para la inducción del parto se usa en perfusión continua durante varias horas hasta que se produzca el parto. En las hemorragias postparto se usa un bolo de 100 U a pasar en 20 minutos.

2.2.10. Antídotos

- N-acetilcisteina
  - Forma de presentación: viales conteniendo 2 g en 10 ml
  - Usos: Intoxicaciones por paracetamol
  - Forma de administración: intravenosa. Se usa diluido en suero glucosado, debe administrarse de forma continua durante unas 20 horas. Se debe iniciar el tratamiento lo más pronto posible.
- Flumazenilo
  - Forma de presentación: ampollas. Pueden existir de 0,5 mg/ml o de 1 mg/ml.
  - Usos: intoxicaciones por benzodiacepinas.

- Forma de administración: inicialmente en bolo, en algunas ocasiones es necesario complementar con una perfusión continua hasta la eliminación de la benzodiacepina del organismo.

- Naloxona
  - Forma de presentación: ampollas de 0,4 mg/1 ml.
  - Usos: intoxicación aguda por opiáceos
  - Forma de administración: inicialmente en bolo, aunque puede ser necesario, como en el caso anterior, mantener una perfusión continua.
- Hidroxicobalamina
  - Forma de presentación: viales que contienen 2,5 g de hidroxicobalamina. Se presenta en polvo y es necesario reconstituirlos añadiendo al vial 100 ml de suero salino fisiológico. En cada caja del producto se suministran dos viales.
  - Usos: en algunos pacientes intoxicados por humo en incendios (en situación de PCR, inconsciencia o inestabilidad hemodinámica). En intoxicaciones por cianuro.
  - Forma de administración: intravenosa. En adultos se usarán los dos viales que contiene cada caja. En niños la dosis se calcula en función del peso.
- Neostigmina
  - Forma de presentación: ampollas. Contienen 2,5 mg en 5 ml.
  - Usos: revertir la parálisis muscular producida por efecto de relajantes musculares no despolarizantes (vecuronio, rocuronio, atracurio). En intoxicaciones por anticolinérgicos y antihistamínicos.
  - Forma de administración: en bolo intravenoso, que puede repetirse.
- Carbón activado
  - Forma de presentación: frascos con 50 g. Se reconstituye con agua hasta 400 ml y se debe agitar bien para lograr un preparado homogéneo. No es estrictamente un antídoto, sino que funciona uniéndose a los tóxicos que puedan existir en el aparato digestivo evitando su absorción y paso a la sangre.
  - Usos: en intoxicaciones por ingesta de fármacos o productos tóxicos.
  - Forma de administración: vía oral o por sonda nasogástrica si el paciente está inconsciente.

Fármaco	Antídoto de:
N-acetilcisteina	Paracetamol
Flumacenilo	Benzodiacepinas
Naloxona	Opiáceos (heroína, morfina, fentanilo...)
Hidroxicobalamina	Cianuro, humo de incendios
Neostigmina	Relajantes musculares no despolarizantes (rocuronio, atracurio...)
Carbón activado	No es un antídoto, disminuye la absorción por vía digestiva

2.2.11. Sueroterapia

Suero salino fisiológico	
Concentración	Presentaciones más comunes
0,9%	Ampollas de 10 ml
0,9%	Envases de 100 ml
0,9%	Envases de 500 ml
Usado para la reposición de líquidos en el paciente y como vehículo para la administración de fármacos	
Vía de administración intravenosa	

Suero glucosado		
Concentración	Presentaciones más comunes	Cantidad de glucosa
5%	Envases de 100 y 500 ml	5 y 25 gramos
10%	Envases de 500 ml	50 gramos
50%	Envases de 20 y 100 ml	10 y 50 gramos
En emergencias se usan generalmente en hipoglucemias (50%) y como vehículo para administrar fármacos		
Via de administración intravenosa		

Ringer Lactato	
Presentación	Envases de 500 ml
Usos	Reposición inicial de líquidos ante pérdidas de volumen
Vía de administración	Intravenosa

Hidroxietilalmidon	
Presentación	Envases de 500 ml
Usos	Reposición de líquidos ante pérdidas de volumen
Vía de administración	Intravenosa

Manitol 20 %	
Presentación	Envases de 250 ml
Usos	Generalmente en traumatismos craneales severos
Precaución	Cristaliza fácilmente con temperaturas bajas (<10º)
Vía de administración	Intravenosa

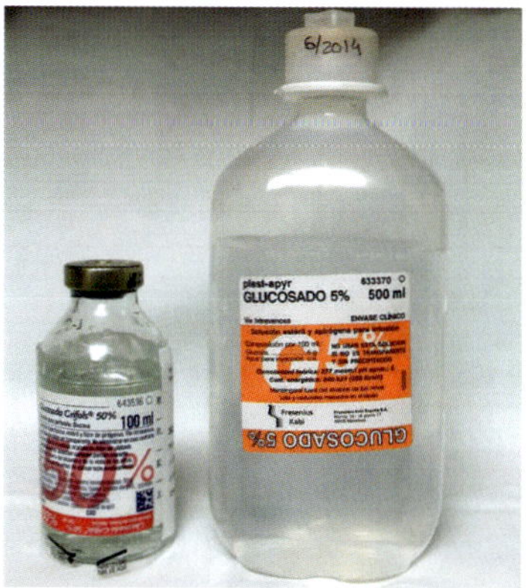

Figura 2.13. Presentaciones de soluciones glucosadas.

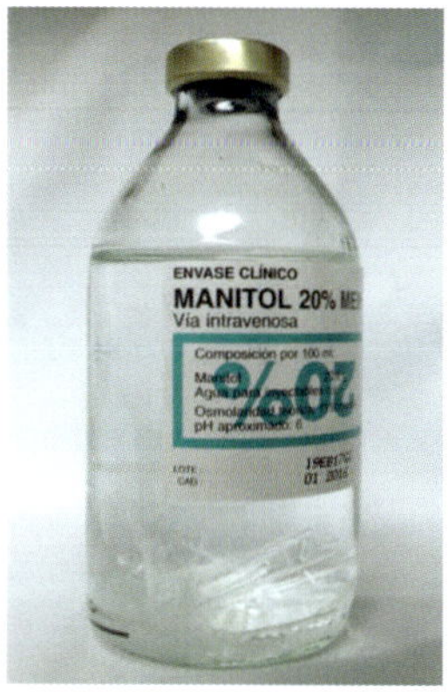

Figura 2.14. Manitol parcialmente cristalizado.

2.3. Efectos adversos de fármacos

Se denominan así a aquellas circunstancias desfavorables que agravan la situación del paciente o dificultan su mejoría y que aparecen tras suministrar dosis terapéuticas de un medicamento. También se conocen como efecto indeseable o reacción adversa a medicamento , habitualmente expresado con las siglas RAM.

La Organización Mundial de la Salud define como RAM cualquier efecto perjudicial o indeseado que ocurre tras la administración de un fármaco normalmente utilizado para la profilaxis, diagnóstico o tratamiento.

Habitualmente las RAM se clasifican en dos tipos:

- Esperadas o tipo A: son las más frecuentes, son debidas al efecto del fármaco, son dosis dependientes, pueden afectar a cualquier persona y son conocidos de antemano a través de la experimentación del fármaco. Normalmente no suelen ser graves.
- Inesperadas o tipo B: no se conocen previamente y se deben a una susceptibilidad especial del paciente al fármaco. Pueden revestir gravedad. En este tipo se englobarían las reacciones alérgicas.

2.4. Contraindicaciones

Una contraindicación de un fármaco es una situación específica en la que no se debe administrar porque podría ser perjudicial para el individuo.

Se distinguen dos tipos de contraindicaciones:

- Relativas: se debe ser prevenido en el uso del fármaco y valorar la relación beneficio que se pueda obtener/riesgo de su uso. Sólo se utilizará si el beneficio es mayor que el riesgo.

- Absolutas: hace referencia a aquellas situaciones en las que la administración del fármaco que la vida del paciente corriese peligro. Un medicamento que para un paciente tenga este tipo de contraindicación no debe ser administrado.

2.5. Formas de presentación

Existen numerosas formas de presentación de los fármacos en relación a la vía de administración que se utilicen. Así podremos encontrar por ejemplo cápsulas, comprimidos, gránulos para la vía oral; ampollas o viales, para la vía intravenosa; cánulas, enemas o supositorios para la vía rectal. Pero las formas de presentación de fármacos que se usan en emergencias son más limitadas y a ellas nos vamos a referir.

2.5.1. Formas sólidas

Entre las formas sólidas usadas en emergencias podemos encontrar comprimidos o cápsulas para administración oral (aspirina o clopidogrel) o sublingual (nitroglicerina o alprazolam). Otra forma sólida de forma de administración rectal son los supositorios (es frecuente utilizar esta forma farmacéutica para el manejo de la fiebre en los niños).

También puede considerarse una forma sólida los medicamentos que se presentan en forma de polvo para dilución/reconstitución y administración intravenosa. De este tipo hay varios ejemplos: acido acetilsalicilato de lisina, glucagón, tenecteplasa, metilprednisolona, hidrocortisona... Otro medicamento usado en forma de polvo para su administración oral es el carbón activado, que debe diluirse en agua de manera previa a su administración.

2.5.2. Formas líquidas

Son las más comunes en urgencias, generalmente para su uso intravenoso, pero no siempre es así:

- Vía rectal: se pueden suministrar microenemas de diacepam para el manejo de episodios convulsivos.
- Preparados para nebulización, bien sean soluciones o preparados acuosos. Por ejemplo salbutamol, bromuro de ipratropio o budesonida.
- Vía sublingual o bucal: el spray de nitroglicerina es un buen ejemplo de este tipo de preparados. Otro puede ser el midazolam para el manejo de convulsiones, como ya vimos anteriormente.
- Vía nasal (entendida como absorción en la mucosa nasal): esta puede ser otra vía de administración de preparados líquidos de midazolam, dispensados con un atomizador.

Autoevaluación

Para comprobar los conocimientos adquiridos conteste las siguientes preguntas, sólo una de las opciones de respuesta es correcta.

2.1. Para una intubación el médico NO pedirá:

a) Midazolam.

b) Amiodarona/trangorex®.

c) Succinilcolina/anectine®.

d) Fentanilo.

2.2. Como analgésicos opioides de uso habitual en una uvi móvil están:

a) Ácido acetil salicílico y vecuronio.

b) Riboflavina y amiodarona.

c) Cloruro mórfico y fentanilo.

d) Adrenalina y midazolam.

2.3. La adrenalina en una parada cardiorrespiratoria se usa en:

a) Ritmos desfibrilables.

b) Ritmos no desfibrilables.

c) Ambos.

d) No se usa.

2.4. Cuando el TTS prepare la medicación:

a) Debe comprobar fecha de caducidad.

b) Debe comprobar integridad del envase.

c) Enseñará el envase a la persona encargada de administrarlo.

d) Todas son correctas.

2.5. Cuál es la vía de administración que produce una biodisponibilidad mayor?

a) Subcutánea.

b) Intramuscular.

c) Intravenosa.

d) Tópica.

2.6. ¿Qué tipo de vía de administración produce una absorción más lenta?

a) Intravenosa.

b) Subcutánea.

c) Intramuscular.

d) Intraósea.

2.7. La vía de elección para la administración de fármacos en SVA es:

a) Intraósea.

b) Via central.

c) Via venosa periférica.

d) Intratraqueal.

2.8. ¿Cuál de los siguientes fármacos no es un antiarrítmico?

a) Budesonida.

b) Amiodarona.

c) Adenosina.

d) Propafenona.

2.9. Señale la falsa respecto a las RAM:

a) Las de tipo A son debidas a efectos del fármaco.

b) Las de tipo B están relacionadas con el paciente.

c) Las de tipo A suelen ser más graves que las de tipo B.

d) Las más graves son las de tipo B.

2.10. Respecto a los antídotos señale la correcta:

a) La N-acetilcisteina se usa en las intoxicaciones por humo.

b) La naloxona es útil para revertir los efectos de los opiáceos.

c) El carbón activado es un antídoto específico.

d) La neostigmina podría usarse en las intoxicaciones por paracetamol.

3. Atención sanitaria a emergencias colectivas

Contenido

3.1. Medicina de catástrofe

La medicina de catástrofes es una rama de la medicina que se encarga de la asistencia de hechos en los que existe un elevado número de personas afectadas y que pueden tener diferente origen. Para su práctica es necesario disponer de una estructura de asistencia sanitaria prehospitalaria con capacidad para desplazarse con medios adecuados al lugar en el que haya acontecido el incidente.

Esta disciplina médica tiene características propias relacionadas con el entorno en el que desarrolla su actividad y que hará que deba poseer, dentro de unos protocolos planificados, una importante capacidad de adaptación a las circunstancias (número y tipo de víctimas, situación geográfica, climatología).

A lo largo de este capítulo iremos desgranando algunos de los factores la rodean y características que hacen peculiar a este tipo de medicina.

3.1.1. Definición de emergencia limitada, colectiva y catástrofe

De estos tres términos se pueden encontrar varias definiciones según qué fuente se consulte, pero con unos u otros matices todas hacen referencia a lo siguiente:

Emergencia limitada: se trata de un incidente que afecta a la salud de las personas y que se encuentra limitado en su extensión geográfica (confinado a un espacio controlable), temporal (se soluciona en unas horas) y en número de afectados. Se puede solucionar con los medios asistenciales ordinarios. No altera de modo importante el normal transcurrir de la actividad del entorno. Como ejemplo podemos poner un accidente de un autobús o un incendio en un edificio.

Emergencia colectiva: en este caso el incidente afecta a numerosas personas y no existe esa limitación espacial (se extiende por zonas grandes, una ciudad por ejemplo) y temporal (tarda días en finalizar). También es posible que necesite medios asistenciales extraordinarios para su solución. Altera el orden normal de una comunidad.

Un ejemplo puede ser un incendio en una fábrica que genere una gran cantidad de partículas y humo que se extienda por una ciudad precisando el confinamiento de la población y la asistencia sanitaria de muchas personas.

Catástrofe: se denomina así a aquellas situaciones, de la naturaleza que sea, que causan afectación de la salud de un colectivo muy grande de personas, además de producir un importante número de daños materiales en una sociedad. Sobrepasa con mucho las posibilidades asistenciales de una región e incluso de un país, precisando ayuda de otros territorios para su manejo. Tiene una gran extensión geográfica y sus consecuencias pueden no solucionarse en un largo periodo de tiempo, incluso años. Altera por completo la dinámica de funcionamiento de una región, puesto que causa daños importantes en las infraestructuras (carreteras, transportes en general, conducciones de agua, fuentes de generación de energía, centros sanitarios).

Como ejemplos, están en la mente de todos, podemos poner terremotos, tsunamis, huracanes, erupciones volcánicas, inundaciones. Muchas veces están relacionadas con las fuerzas de la naturaleza. Pero también pueden tener origen en la actividad humana, cabe aquí citar el llamado desastre de Bophal en la India en 1984, por una fuga de gases en una fábrica de pesticidas se produjo una nube tóxica que llegó a afectar a unas 600.000 personas, causando en poco tiempo unas 8000 muertes de seres humanos además de diezmar la cabaña ganadera de la región, las muertes como consecuencia de ello siguieron produciéndose durante años, calculándose el número total en unas 20000.

3.1.2. Objetivos y características de la medicina de catástrofe

Citando al Doctor **Carlos Álvarez Leiva** podemos definir la **medicina de catástrofe** como *"el conjunto de procedimientos organizativos y asistenciales que permiten desarrollar actividades de atención sanitaria urgente sobre el terreno, en condiciones de precariedad, asegurando el salvamento, el socorro y el transporte de cada víctima según su gravedad"*.

Definida así puede ser fácil comprender que este tipo de medicina tiene características propias que la diferencian de la medicina tradicional que se realiza en estructuras hospitalarias o en centros de salud. Además los objetivos de la misma serán diferentes, puesto que el problema no es un paciente concreto, sino una colectividad que está afectada en su conjunto por un suceso adverso.

a) **Características de la medicina de catástrofe**:

- Atiende a sucesos <u>imprevistos</u>. Aunque en la ocurrencia de algunos desastres naturales pueda pronosticarse el momento exacto, el lugar concreto, el número de afectados o el nivel de destrucción de las diferentes infraestructuras no es posible calcularlos previamente.
- Está rodeada de una alta carga de <u>dramatismo</u>, por la gran destrucción, la desaparición o muerte de personas, la separación de familias o la carencia de elementos necesarios para la subsistencia. Sería deseable que en los equipos de emergencia que atienden estas circunstancias existiesen profesionales que cuidasen de la situación anímica de afectados y familiares.
- <u>Recursos escasos</u> frente a la magnitud del número de víctimas.

- Es necesaria la coordinación con otros cuerpos de emergencias (fuerzas de orden público, bomberos, ejército) para el adecuado manejo de la situación.
- Desaparición de infraestructuras que podrían ser necesarias para la asistencia (reservas de agua, carreteras, centros sanitarios).
- Condiciones ambientales contrarias: puede existir meteorología desfavorable, ausencia de iluminación en las horas sin luz solar (desaparición de las factorías productoras de energía).
- Confusión organizativa: que tiene un múltiple origen: la extensión de la propia catástrofe, los escasos recursos, la desaparición de infraestructuras, la no existencia de experiencias previas .

b) Objetivos de la medicina de catástrofe:

En este tipo de situaciones domina habitualmente gran confusión, por lo que en mayor medida que en otras ocasiones, todos los integrantes del equipo de emergencias sanitarias deben tener claro cuáles son sus objetivos dentro del rol que les haya sido adjudicado por el mando que dirige el grupo. Podemos esquematizar los objetivos en los siguientes apartados:

- Organización: es un primer objetivo, en contraposición a la confusión de la que hablábamos en el apartado anterior. Algunos autores sostienen que el principal problema en la medicina de catástrofes es conseguir organizar el escenario en el que se haya producido el suceso.
  - Controlar el escenario: señalizar en la medida de lo posible el lugar en el que se desarrolla el incidente y la asistencia.
  - Evitar la difusión del incidente: evitar que nuevas personas se puedan ver afectadas secundariamente en el lugar produciéndose un mayor número de víctimas.
  - Sectorizar el lugar del incidente: delimitar áreas dentro del escenario (área de impacto, área de socorro y área de base).
- Rescatar a personas implicadas: lo realizarán los servicios de emergencias dedicados al rescate. El grupo sanitario podrá participar en él si la zona del incidente es segura, y podrá prestar una asistencia muy básica con gestos salvadores (compresión si hemorragia o permeabilización de la vía aérea) o proporcionar analgesia a aquellos con lesiones dolorosas mientras se realiza su extracción.
- Asistir y estabilizar a esas personas estableciendo un orden de prioridad en función de la gravedad de las lesiones. Tras el rescate se procede-

rá a clasificar a los afectados según su gravedad (triaje), estableciendo con ello una prioridad para asistirlos. A continuación se realizará la asistencia sanitaria que precise cada uno, siempre teniendo en cuenta los recursos disponibles y el número de víctimas. Los procedimientos a realizar irán encaminados a mantener una estabilidad respiratoria (oxigenoterapia, aislamiento de la vía aérea, ventilación mecánica), circulatoria (instauración de vías venosas e infusión de líquidos si fuese necesario) y a proporcionar la analgesia que fuese precisa.

- Evacuar a los que precisen continuar su tratamiento en otro nivel asistencial. Se establecerá un orden de evacuación en función de la gravedad de las lesiones. Se debe tener en cuenta además que, si es posible, el traslado debe realizarse a un centro útil, es decir a aquella estructura sanitaria que disponga de los medios para tratar la patología del paciente que se traslada, de esa manera se evitarán la realización de un número excesivo de desplazamientos secundarios (entre hospitales) que consumen recursos y retrasan la asistencia definitiva (por ejemplo sería de desear que una persona con un traumatismo craneal fuese evacuado directamente a un centro que disponga de quirófano de neurocirugía). Toda la evacuación debe hacerse de acuerdo con el centro coordinador que se esté ocupando de gestionar el incidente.

3.1.3. Diferencias entre la medicina convencional y la medicina de catástrofe

Como se puede deducir por las características y objetivos de la medicina de catástrofes expuestos anteriormente existen diferencias importantes con la medicina convencional, practicada en estructuras sanitarias (centros de salud, hospitales) o incluso en el domicilio de los pacientes.

La primera diferencia la podemos establecer en cuanto al **sujeto al que se presta asistencia,** es decir **en la medicina convencional se asiste a un sujeto individual mientras que en la medicina de catástrofes los esfuerzos van dirigidos a un grupo más o menos numeroso de personas** y debe pensarse en la asistencia a todo el colectivo. Por tanto se deben realizar una serie de acciones (triaje) en las que se determine que personas deben ser atendidas con mayor prioridad que otras en función a una rápida evaluación de sus lesiones.

En lo anterior dicho podemos deducir otra de las diferencias que es el **factor tiempo,** mientras que en la medicina convencional el tiempo dedicado a un solo paciente puede alargarse en la medicina de catástrofes, para cumplir su objetivo de salvar al mayor número de personas posibles, se exige una rapidez de actuación y una toma de decisiones rápida que permita la evaluación y asistencia del mayor número de personas en un tiempo recortado.

Otra distinción la podemos hacer en cuanto al **momento en el que se presta la asistencia**, en la medicina convencional está planificado de antemano (salvo emergencias individuales), el momento de ocurrencia de un suceso catastrófico es **imprevisible**.

Las **condiciones del entorno** también suponen otra diferencia, en la medicina tradicional existen condiciones controladas y confortables, mientras que en las catástrofes las condiciones pueden ser adversas (clima, luz, dramatismo de la situación...).

Un aspecto a tener en cuenta también es la **información disponible**, mientras que en una situación se dispone de la historia clínica y de la capacidad de realización de pruebas complementarias en la medicina de catástrofe la información individual es muy limitada, tan sólo lo que el paciente pueda contar si sus condiciones físicas los permiten.

Por último podemos señalar que las condiciones y adversidad del suceso y la **posibilidad de prolongación en el tiempo** hace que, los equipos en catástrofes, deban ser relevados con la frecuencia necesaria para evitar el agotamiento (a veces no es posible) ya que la asistencia debe prestarse 24 horas al día durante el tiempo que sea necesario para solucionar el problema, mientras que en la medicina convencional las jornadas están establecidas de antemano y tienen una hora conocida de finalización, pudiendo interrumpirse la asistencia (excepto en urgencias).

Medicina de catástrofe	Medicina convencional
Individual	Colectiva
Tiempo corto, decisiones rápidas	Posibilidad de demorar decisiones
Imprevisibilidad	Programación
Entorno adverso	Entorno controlado
Información limitada	Historia clínica, pruebas complementarias
Jornadas largas que precisan relevos	Jornadas limitadas en el tiempo

3.1.4. Efectos generales de las catástrofes sobre la salud

El efecto que un desastre tiene sobre la salud de las personas puede ser muy variado, pero (según la Organización Panamericana de Salud) en parte depende de circunstancias como la naturaleza del desastre (velocidad de aparición, no es igual un terremoto que se presenta de manera brusca que una inundación que acontece de manera progresiva y puede preverse), de la densidad de población, del estado previo de salud y nutrición, del clima o de la organización de los servicios de salud en ese país.

Los desastres pueden afectar a una población de diversas formas: escasez alimentaria, pérdida de formas de saneamiento y potabilización de agua, desaparición de vías de comunicación, desmantelamiento de la red de asistencia sanitaria .Todas ellas pueden tener influencia en los efectos que, sobre la salud general, tienen las catástrofes. Entre estos efectos sobre la salud podemos citar:

- Aumento en la mortalidad de manera inmediata a la ocurrencia del evento.
- La destrucción de la infraestructura sanitaria puede ocasionar un déficit de atención a los afectados de manera inmediata y una posterior escasez de medios para la asistencia a patologías crónicas, lo que tendrá consecuencias en la salud de la población.
- Incremento en el riesgo potencial de enfermedades transmisibles, en relación al déficit de saneamiento y de potabilización de aguas o a la acumulación de residuos.
- Trastornos psicológicos por temor al hecho acaecido y sus consecuencias.
- Carencias nutricionales por déficit de alimentos.
- En relación al desplazamiento de poblaciones pueden aparecer también enfermedades transmisibles, tanto en la población que se desplaza como en la que se comporta como receptora de los desplazados.

3.1.5. Problemas sanitarios comunes. Problemas sanitarios inmediatos según el tipo de agente agresor

En toda emergencia colectiva y en catástrofes existen una serie de problemas para la salud, que pueden afectar tanto a la salud individual de las personas como convertirse en un problema de salud pública. En el año 2000 en su publicación *"Los desastres naturales y la protección de la salud"* la Organización Panamericana de Salud señalaba algunos problemas que consideran comunes, apareciendo por igual en los diferentes tipos de siniestros que pueden dar lugar a situaciones de catástrofe:

- Enfermedades transmisibles: en algunas circunstancias puede verse aumentada la incidencia de este tipo de enfermedades, generalmente en relación a desplazamientos de población, contaminación de aguas por interrupción del saneamiento de residuos, que generalmente da lugar procesos diarreicos. Otro grupo de enfermedades son las producidas por vectores al abandonar los procedimientos de control de los mismos (por ejemplo dejar de aplicar insecticidas para el control de las poblaciones de mosquitos que transmiten alguna enfermedad favoreciendo el aumento del número de casos de la misma).

- Desplazamientos de población: los movimientos de población causados por las catástrofes llevan asociados una serie de dificultades asistenciales en relación a problemas de alojamiento en el nuevo lugar, insuficiencia de infraestructuras (saneamiento, conducción de agua potable o asistencia sanitaria) y déficit de recursos alimentarios. Todo ello provocará, sin duda, la aparición de enfermedades infecciosas y nutricionales principalmente.
- Exposición a la intemperie: supondrá un mayor problema en función de las circunstancias climáticas del lugar, será más acuciante en climas fríos o con lluvias muy abundantes.
- Alimentación y nutrición: en fases iniciales del desastre pueden existir problemas de abastecimiento en relación a la desaparición de depósitos de alimentos, a la destrucción de zonas productivas cercanas al lugar del desastre o a dificultad en la distribución por desaparición de las estructuras de comunicación. Como ya dijimos el problema también se produce si hay desplazamientos de un número importante de personas.
- Abastecimiento de aguas y servicios de saneamiento: cuando se ven afectados estos sistemas existe una mayor facilidad para la propagación de enfermedades transmisibles.
- Salud mental: pueden producirse problemas tanto de ansiedad como de depresión, y éstos suelen ser más frecuentes en las fases de rehabilitación que en los momentos iniciales.
- Daños en la infraestructura sanitaria: su destrucción puede causar lesiones y fallecimientos a los ocupantes de los centros en el momento del incidente y posteriormente restará capacidad para poder dar asistencia médica a la población.

En los párrafos siguientes se intenta relacionar el tipo de agente que causa la catástrofe con los problemas sanitarios que ocurren en las fases iniciales, se analizan las lesiones por terremotos, por efecto del agua y del viento, las erupciones volcánicas o los deslizamientos de masas de tierra y rocas.

- Inundaciones. los efectos sobre la salud son inmediatos, causando muertes por ahogamiento y traumatismos, que pueden ser pocas si las alertas sobre las circunstancias climatológicas o sobre el advenimiento de tsunamis funcionan adecuadamente. En fechas posteriores pueden aparecer un incremento en enfermedades transmisibles en relación a la destrucción de sistemas de saneamiento. Los grupos de población más afectados son ancianos y niños.

- Terremotos: este agente puede ser causante de gran mortalidad, que está en relación con diversos factores como pueden ser:

  — La distancia al epicentro.

  — La densidad de población (a mayor densidad más mortalidad).

  — El tipo de construcción de las viviendas.

  — La hora de ocurrencia del terremoto.

  Los heridos presentan contusiones y una o más fracturas. Especialmente a tener en cuenta son las personas atrapadas y sepultadas. Pueden presentar, además de fracturas un síndrome por aplastamiento, con destrucción muscular y fallo renal subsiguiente, que es preciso tener en cuenta. La búsqueda activa de supervivientes enterrados en las ruinas de edificios debe ser precoz, puesto que la posibilidad de sobrevivir a esa situación decrece a partir de las primeras 24 horas.

- Vientos destructivos: el viento como causante de lesiones no es un factor muy importante. Generalmente las patologías se presentan por los fenómenos que lo acompañan, en forma de lluvias torrenciales e inundaciones como consecuencia de las mismas.

- Erupciones volcánicas: en estos casos las consecuencias inmediatas para la salud están en relación a la producción y expulsión de rocas, lava, cenizas y gases tóxicos.

  Los materiales sólidos causan patología traumática (fracturas y lesiones por aplastamiento) en relación a la caída de rocas y piedras (bien por su impacto directo o por la destrucción que pueden ocasionar en edificios), a quemaduras por contacto con el magma o gases a elevadas temperaturas. Los gases pueden causar intoxicaciones y problemas respiratorios.

  La emisión de cenizas puede contaminar acuíferos y zonas de producción de alimentos que pueden causar problemas en la alimentación. También la emisión de materiales sólidos puede producir destrucción de elementos sanitarios asistenciales, lo que provocará una añadida dificultad para manejar a heridos que demanden atención.

- Aludes: los deslizamientos de tierras aparecen cada vez con más frecuencia como causa de emergencias colectivas, parecen estar relacionados con la deforestación que sufren muchos lugares de planeta. Generalmente acompañan a periodos de lluvia intensa, por lo que pueden estar asociados con los problemas que éstas causen. Por sí mismos causarán principalmente patología traumática y desplazamientos de población por la necesidad de evacuar determinadas zonas de viviendas, con lo que eso puede suponer, como ya hemos visto anteriormente, para la salud pública de la zona en la que se realoje a esa población.

3.2. Asistencia sanitaria ante emergencias colectivas

En el escenario de un accidente con múltiples víctimas existe una amalgama de actores: personas con lesiones motivadas por el hecho causante, personas que no han sufrido lesiones, pero con un mayor o menor grado de ansiedad, testigos que no se han visto afectados, fuerzas de orden público, gente que quiere prestar ayuda a los accidentados, personal sanitario. Además habrá, según el tipo de incidente habrá medios físicos (vehículos, edificios, mobiliario urbano) desestructurados. Y, por último, las condiciones del entorno pueden no ser favorables (falta de luz, mala climatología, dificultad para el acceso, presencia de humo...). Por tanto el escenario de un incidente de este tipo plantea la necesidad de realizar acciones encaminadas a solucionarlo y que podremos agrupar en dos clases: labores organizativas y labores asistenciales, situando ambas en el mismo nivel de importancia.

Las primeras, organizativas, irán encaminadas al control de ese escenario caótico que hemos descrito, con ellas se impedirá por una parte, la difusión del accidente, es decir, que éste afecte a más personas y, además, ordenar espacialmente el lugar consiguiendo que los flujos de personas afectadas y personal de emergencias sean fácilmente reconocibles. Todo ello redundará en beneficio del otro grupo de acciones, las asistenciales, encaminadas a lograr el reconocimiento rápido de las lesiones que presenten los afectados y a iniciar de manera precoz el tratamiento de las mismas, siempre poniendo en relación la disponibilidad de recursos y el número de víctimas.

Dentro de las labores organizativas se encontrarán la señalización y delimitación del lugar, con necesidad de balizarlo si es preciso, y la compartimentación del mismo en diferentes sectores (sectorización): área de salvamento, área de socorro y área de base.

En cuanto a las labores asistenciales, éstas consistirán en: rescate de los heridos; clasificación de los heridos según gravedad (triaje); realización de gestos salvadores en estos momentos iniciales; asistencia con reconocimiento de lesiones y comienzo de tratamiento encaminado a la estabilización del paciente; y, por último, evacuación de los afectados que lo precisen hacia centros sanitarios, estableciendo una prioridad y procurando la dispersión de heridos en función de la capacidad asistencial de cada centro de referencia y teniendo en cuenta el concepto de "centro útil".

3.2.1. Mecanismos lesionales según la naturaleza de la catástrofe

Cada una de las causas que pueden dar lugar a emergencias colectivas y catástrofes tienen mecanismos que pueden afectar a la salud, muchos de ellos pueden ser comunes a varias causas y otros tendrán características propias. Aunque algunos aspectos ya han sido tratados en el ítem 2.6 de este capítulo (problemas sanitarios inmediatos según el tipo de agente agresor), describiremos a continuación los mecanismos más habituales presentes en los diferentes agentes que motivan catástrofes. Para ello hemos clasificado éstas en tres tipos: motivadas por agentes geofísicos, debidas a agentes meteorológicos y por último aquellas en las que tiene que ver la intervención humana.

- Catástrofes motivadas por agentes geofísicos: En este grupo incluiremos los terremotos y las erupciones volcánicas.

  — Terremotos: como ya vimos en la capacidad de un movimiento de tierra para producir daño en la salud intervienen diferentes factores que pueden deberse al propio terremoto (intensidad del mismo, medida habitualmente en la escala Richter), a la localización de la población (mayor o menor distancia al epicentro), a la calidad de la construcción de los edificios, e incluso a la hora de ocurrencia del terremoto.

  En cualquier caso las lesiones en las personas estarán producidas en los momentos iniciales por traumatismos ocasionados por el desplome o derrumbe de edificios u otras estructuras, pudiendo existir personas que se encuentren atrapadas entre los escombros y que puedan sufrir síndromes por aplastamiento.

  Los terremotos también pueden producir lesiones en la población de manera indirecta al ser causa de otros daños:

  - Destrucción de las estructuras de comunicación y saneamiento podrán aparecer otro tipo de afectaciones como pueden ser enfermedades de origen infeccioso o déficits alimentarios por dificultades en la distribución de comidas, aunque esto no suele mantenerse en el tiempo.
  - Incendios.
  - Inundaciones por rotura de diques de presas.

- Tsunamis, pueden dar lugar a la penetración de grandes cantidades de agua en zonas cercanas a la costa produciendo destrucción de estructuras y causando mortalidad, incluso superior a la producida por el propio terremoto.
- Destrucción de elementos que alberguen productos peligrosos (un ejemplo es el terremoto en Japón en 2011 que causó desperfectos en la central nuclear de Fukushsima, liberándose importantes cantidades de agua contaminada con partículas radiactivas).

— Erupciones volcánicas: los volcanes en erupción pueden ser una importante causa de mortalidad, que va asociada tanto al poder de la erupción como a la cercanía de las poblaciones al cráter del volcán, teniendo en cuenta que parte del poder destructor del volcán se debe a la emisión de productos afectados por la fuerza de la gravedad (rocas, magma y gases densos) las poblaciones más afectadas serán las que se sitúen en los valles al pie de los volcanes.

Los volcanes tienen varios mecanismos por los que causar afección de la salud de las poblaciones:

- Explosiones en el cráter, que pueden causar traumatismos sonoros en las poblaciones cercanas, con lesiones en oídos.
- Emisión de proyectiles, rocas de mayor o menor tamaño que pueden provocar destrucción en viviendas y lesiones traumáticas en sus ocupantes.
- Flujos de lava que procedentes del cráter se desplaza por la ladera del volcán. Se trata de una mezcla de rocas en mayor o menor grado de fusión, cenizas y gases que envuelven el conjunto. Esta mezcla podrá producir patología por quemaduras en relación a las altas temperaturas del conjunto, alteraciones respiratorias por la inhalación de ceniza y gases y otra serie de problemas por la posible toxicidad según la naturaleza de los gases que haya en el material.
- Avalanchas e inundaciones: las altas temperaturas pueden fundir nieve y hielo situados en las zonas altas del volcán. Estas aguas pueden deslizarse ladera abajo provocando inundaciones o también causar deslizamientos de tierra que sepulten poblaciones enteras (esto fue lo que ocurrió en el volcán Nevado del Ruíz en Colombia en 1985, causando hasta 23000 fallecimientos)

- Precipitaciones de ceniza: las erupciones producen una importante emisión de cenizas a la atmósfera, que podrán sufrir importantes desplazamientos arrastradas por el aire y causar afectación en zonas distantes al volcán. Las cenizas de pequeño tamaño pueden causar problemas oculares y agudizaciones respiratorias por su inhalación.

  Los importantes volúmenes de ceniza que se originen pueden precipitar masivamente causando obstrucciones en las conducciones de agua y saneamiento, ruina de cultivos o derrumbe de estructuras por el peso acumulado, con las consecuencias para la salud en forma de enfermedades infecciosas, problemas en el abastecimiento de agua y alimentos o lesiones traumáticas.

- Emisión de gases: también en las erupciones se producen diferentes gases con poder tóxico, bien sea por un mecanismo asfixiante (por ejemplo el monóxido y dióxido de carbono o el cianuro) o a causa de un poder irritante respiratorio (amoniaco o compuestos de azufre). Al igual que pasaba con las cenizas estas nubes de gas pueden entrar en contacto con poblaciones que se encuentren alejadas de la erupción volcánica que las produce.

• Emergencias causadas por factores climatológicos:

— Ciclones y tornados: ambos causan alteraciones por la fuerza del viento, aunque en los primeros también hay daños causados por intensas precipitaciones que suelen acompañarlos y que pueden motivar inundaciones y deslizamientos de tierra en forma de aludes de tierra y barro. Los mecanismos causantes de lesiones podrán estar en relación al colapso de estructuras por la fuerza del viento, lo que producirá lesiones principalmente traumáticas. Si se producen inundaciones por lluvia o por penetración de agua desde la costa debido a marejadas ocasionadas por el viento podrán asociarse muertes por ahogamiento y presencia de enfermedades infecciosas por contaminación del agua potable o por rotura de las estructuras de saneamiento, como ya hemos dicho anteriormente. Así mismo los aludes de tierra y barro pueden ocasionar derrumbes de viviendas y desaparición de personas.

— Oleadas de calor: pueden dar lugar a calambres, síncopes por calor, agotamiento y golpe de calor como situación más grave, con una importante mortalidad. La población más sensible a estos problemas son los ancianos y los niños pequeños, grupos que tienen más dificultad para el acceso al agua.

— Ambientes fríos: el frío puede afectar en forma de hipotermia o de congelación parcial o lesión tisular no congelada (por exposición a temperaturas frías por encima del punto de congelación de manera prolongada, da lugar por ejemplo al eritema pernio o sabañón). La afectación de personas por frío se produce en dos grupos: por un lado personas jóvenes y sanas que sufren alguno de estos procesos en la práctica de actividades al aire libre en tiempo libre (escalada, esquí, travesía) y, por otro, personas generalmente ancianas expuestas durante tiempo a temperaturas bajas (por ejemplo un anciano en una casa sin un adecuado nivel de calefacción durante una ola de frío).

— Inundaciones: en las catástrofes originadas por esta causa la mayor parte de la mortalidad está relacionada con situaciones repentinas que anegan una superficie, por ejemplo la rotura de un dique como consecuencia de lluvias torrenciales o de procesos de deshielo masivo. En estos casos la mortalidad es producida por ahogamiento de personas que no pudieron ponerse a salvo.

Como causas de morbilidad se mencionan siempre el aumento de enfermedades infecciosas por contaminación del agua y aumento del número de vectores que pueden transmitirlas (insectos).

Otras lesiones pueden producirse durante las tareas de recuperación por traumatismos debidos a derrumbes de edificios en mal estado o electrocuciones por rotura de líneas de alto voltaje o cables eléctricos.

- Situaciones motivadas por acción humana:

  — Incendios: los mecanismos por los que los incendios pueden causar alteraciones de la salud de las personas pueden ser varios:

  - Acción directa de la llama causando quemaduras que pueden ser graves en función de su extensión y profundidad.
  - Lesión vías respiratorias por inhalación, el calor puede producir inflamación en el tracto aéreo superior que cause una obstrucción en la vía aérea.
  - Inhalación de partículas sólidas y gases tóxicos (humo, dióxido de carbono, metano) producto de la combustión. Se encuentran en altas concentraciones debido a su producción por la combustión y a la ausencia de oxígeno que se consume en ese proceso. La afectación puede ser debida a la toxicidad de los compuestos o a un efecto irritativo en la vía aérea que cause broncoespasmo.

— Explosiones: las lesiones que se producen en las explosiones, tengan el origen que tengan (bélico, terrorista, de tránsito, industrial o doméstico) responden a diferentes mecanismos:

- Efecto de la onda expansiva, es lo que se conoce como "blast injuries" y se debe al efecto que produce la onda expansiva en los tejidos del cuerpo humano. Pueden provocar estallidos en vísceras huecas o en tejidos que contengan gas, lesiones en oídos, o en órganos cercanos a superficies óseas (pulmón, cerebro, riñones, por ejemplo).

- Lesiones traumáticas producto del choque contra diferentes estructuras al salir despedida la víctima por efecto de la explosión.

- Lesiones por metralla o por fragmentos de objetos cercanos al lugar donde se produce la explosión.

- Lesiones por calor o por llama, que pueden acompañar a la explosión en función de la naturaleza del explosivo o del entorno en el que se produzca.

— Accidentes en tránsito: tendrán diferentes mecanismos en función de la naturaleza del transporte. Con mayor frecuencia las lesiones tendrán un origen traumático, pero si se asocian otras circunstancias se podrán presentar alteraciones debidas a incendios o presencia de sustancias tóxicas por inhalación o contacto (en el caso de transporte de mercancías peligrosas).

— Desastres nucleares, químicos o biológicos: el mecanismo lesional en estos casos se deberá a la contaminación que puede ser:

- Interna (por penetración del contaminante en el organismo a través de inhalación, ingestión, por absorción a través de la piel sana y mucosas o a través de la existencia de dehiscencias cutáneas).

- Externa por efecto directo al contacto con la superficie cutánea o mucosa.

En el caso de los accidentes de naturaleza nuclear las lesiones pueden ser diferentes en caso de que la energía nuclear se use con fines pacíficos (producción de energía, terapias) o bélicos. En estos últimos la energía desprendida es muy intensa en poco tiempo pudiendo causar muchas lesiones relacionadas con grandes incrementos de temperatura además de las propias de las radiaciones, que serán las únicas que aparezcan ante fugas ocurridas en instalaciones industriales o sanitarias.

3.2.2. Objetivos terapéuticos generales en la atención a múltiples víctimas

Para establecer objetivos en la asistencia en emergencias de este tipo podemos basarnos en el Decálogo de la Asistencia Prehospitalaria , que recorre las diferentes fases a tener en cuenta, desde antes del comienzo de la situación agresora hasta su resolución final:

1. Alerta: se define así la situación de los equipos de emergencia que están en espera de actividad. Durante ese periodo se deben llevar a cabo las actividades de revisión y mantenimiento de los equipos para que se encuentren en óptimas condiciones de funcionamiento, incluyendo el entrenamiento periódico del personal asistencial en este tipo de eventos. También el sistema de emergencias debe asegurar la adecuada disponibilidad de medios para que la población pueda dar la información necesaria, es decir, una central de coordinación de urgencias con capacidad de respuesta telefónica las 24 horas del día a lo largo de todo el año.

2. Alarma: es lo que inicia el funcionamiento del sistema, normalmente mediante una llamada al servicio de emergencias (en nuestro país mediante el teléfono 112) en la que un ciudadano da información acerca de un suceso que ha causado o puede causar daños a las personas y sus bienes. Una vez recibida y procesada la llamada dará lugar a la movilización de recursos que se encaminarán al lugar del incidente.

   Para el adecuado procesamiento de la llamada en las centrales de coordinación deberían recoger datos acerca de: nº de teléfono desde el que se llama (en la actualidad este aspecto está automatizado), lugar de ocurrencia del incidente, naturaleza del incidente, estructuras afectadas (vehículos, casas), existencia o no de víctimas y una cuantificación inicial de su número y tipo.

3. Aproximación: los diferentes vehículo asistenciales se dirigirán hacia el lugar del incidente, en ese desplazamiento deben seguir (por orden) el camino más seguro, más rápido y más corto. Siempre cumplirán las normas del código de circulación en el uso de elementos de preferencia (luces y sirenas).

   Al llegar al lugar se deben seguir utilizando medidas de autoprotección de los equipos con el uso de uniformidad con reflectantes y resto de elementos que incluyan los equipos de protección individual. Se hará una primera evaluación de la situación en busca de riesgos presentes y potenciales y tener idea de la geografía del escenario del accidente (edificios, rutas de acceso, vehículos).

4. Control: el control del escenario contribuirá a evitar la difusión del incidente, los equipos de emergencias deben concentrar esfuerzos en conseguir que no se añadan nuevas víctimas a las ya existentes a causa de accidentes secundarios. Para ello debe procederse a la adecuada señalización de la zona. Esta actividad puede ser realizada por fuerzas de orden público o por personal del grupo de intervención (bomberos), pero en el caso de que sólo existiera personal sanitario serán éstos los que la realicen. Para ellos se procederá a marcar la zona con cintas de señalización, balizas de colores o luminosas o con las luces de los vehículos desplazados.

   Otra actividad u objetivo necesario en el control del escenario es la sectorización (que se realizará tras la señalización, o de manera simultánea con ella, en función de los recursos humanos existentes en el lugar), es decir debemos definir distintos espacios para diferentes actividades, lo que contribuirá a "organizar" todavía más la situación. Se dividirá el espacio en tres sectores:

   - Área de salvamento o rescate: es el punto en el que se ha producido el incidente y donde se encuentran las víctimas (puede ser un edificio en llamas, una zona con un gas tóxico, el lugar de un accidente de carretera con varios vehículos afectados, una zona anegada por un deslizamiento de tierras que ha producido el enterramiento de vecinos). Este lugar es responsabilidad de los equipos de intervención y rescate, puesto que son los verdaderamente preparados y equipados para entrar en él. Los sanitarios podrán participar en esta área a petición de esos equipos, para ayudar médicamente al rescate de personas atrapadas y siempre que el área sea segura.

     Los componentes de los equipos de rescate deberán extraer de esa zona a todos los afectados y concentrarlos en una zona del área de socorro (nido de heridos), donde ya serán atendidos por personal sanitario.

   - Área de socorro: es el lugar donde se va a producir la verdadera asistencia sanitaria, que procurará clasificar los heridos, atención para estabilizarlos y ponerlos en situación de ser evacuados. Sería conveniente el despliegue de estructuras eventuales en esta área o el uso de estructuras ya presentes (pabellones deportivos, escuelas), en las que se constituirá un Puesto Médico Avanzado en el que se prestará la asistencia que precisen las víctimas.

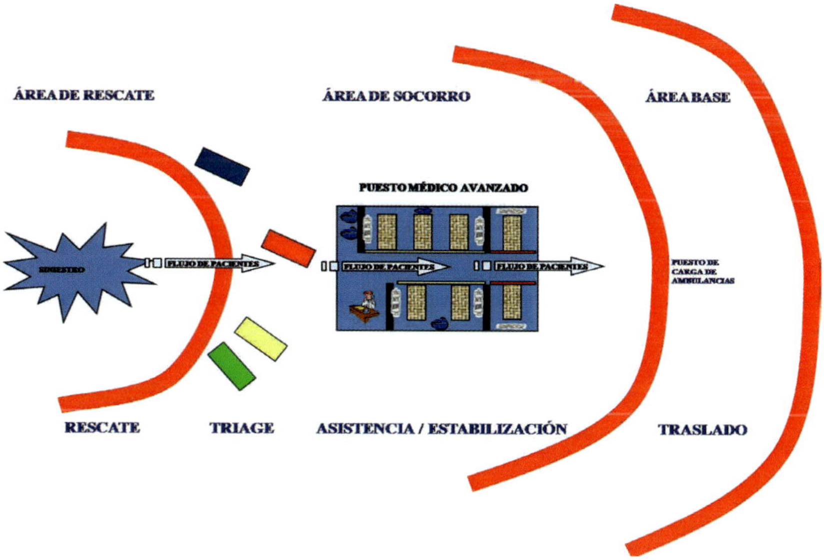

Figura 3.1. Sectorización en un accidente de múltiples víctimas.

- Área de base: en ella se dispondrán todos los medios de apoyo: vehículos asistenciales, vehículos de transporte, generadores eléctricos, aparatos de calefacción, material de repuesto y, si existe, se ubicará el puesto de mando avanzado (PMA) en el que existirán representantes de cada uno de los cuerpos de emergencia que participen en la resolución del incidente.

5. **Clasificación:** la clasificación o triaje de los heridos debe existir siempre en los incidentes de múltiples víctimas, podrá hacerse en el lugar de impacto, pero lo más habitual será (como hemos descrito) que el grupo de intervención y rescate lleve a las personas afectadas hasta el área de socorro, agrupándolos todos en una zona llamada nido de heridos . Los afectados que sean llevados a este lugar serán clasificados en función de su gravedad mediante procedimiento de triaje (descritos en el capítulo 4 de este manual). Podrán ser divididos en 4 grupos, que se identifican por un código de colores:

- Primera categoría (rojos): extrema urgencia, precisan atención inmediata.
- Segunda categoría (amarillos): lesiones graves, pero que su tratamiento puede demorarse.
- Tercera categoría (verde): lesiones cuyo manejo puede demorarse en el tiempo.
- Cuarta categoría (negro/gris): Pacientes ya fallecidos o sin ninguna posibilidad de sobrevivir (trauma craneal con salida de masa encefálica, destrucciones multiorgánicas).

6. Soporte vital básico: tras cumplimentar los pasos anteriores se inicia el verdadero proceso asistencial, (que se reparte en los tres siguientes puntos del decálogo) en el que se deben tener en cuenta que se debe pensar en salvar la vida al mayor número posible de personas y que los recursos para ello pueden ser limitados, por lo que será necesario optimizarlos al máximo.

   Inicialmente el objetivo asistencial será la realización de acciones que garanticen en la medida de lo posible el mantenimiento de las funciones respiratorias y circulatorias, se podrán realizar de manera simultánea al triaje, es decir:

   - Mantenimiento de la apertura y permeabilidad de la vía aérea (maniobra frente mentón, inserción de cánulas de Guedel, extracción de cuerpos extraños, todo ello con inmovilización cervical).
   - Mantenimiento de la circulación mediante la compresión de zonas hemorrágicas o inmovilización de fracturas.
   - Analgesia, si es precisa. Generalmente con opiáceos o ketamina (intramusculares o intravenosos).

7. Soporte vital avanzado y estabilización: se trata de reforzar y asegurar las medidas iniciadas en el punto anterior:

   - Vía aérea: podrá someterse al paciente a intubación endotraqueal y ventilación con bolsa mascarilla o conexión a ventilación automática.
   - Aparato circulatorio: instauración de vías venosas, perfusión de líquidos y las drogas que precise según sus lesiones.
   - Inmovilización completa de miembros y columna vertebral.
   - Continuar la analgesia iniciada en el punto anterior.
   - Proteger del frío para prevenir la hipotermia.

   Con todo ello se intentará conseguir la estabilidad clínica necesaria para iniciar el transporte con garantías; no obstante, dependiendo de las lesiones existentes, a veces esta estabilidad no se consigue (por ejemplo lesión intraabdominal sangrante que causa hipotensión o hemorragia intratorácica masiva) y es preciso trasladar al paciente en condiciones de no completa estabilidad.

8. Transporte: una vez que el paciente ha sido estabilizado estará en disponibilidad de ser trasladado a un centro sanitario para llevar a cabo la continuidad de cuidados. De manera previa a la realización del transporte deben tenerse en cuenta:

   - Usar el medio de transporte que permita no interrumpir las medidas terapéuticas iniciadas. Podrá ser una ambulancia o helicóptero medicalizado, una ambulancia de soporte vital básico o, dado el caso, un vehículo no sanitario en pacientes que no precisan actos terapéuticos iniciales (verdes).

- Decidir el recurso sanitario al que se traslada, para ello debe pensarse en el concepto de centro útil, como ya dijimos. Es decir aquel que puede aportar al paciente los medios necesarios para intervenir sobre sus lesiones (por ejemplo es probable que todos los centros tengan un servicio de cirugía general o traumatología, pero sólo en algunos existirá neurocirugía, por ello las víctimas que presenten un traumatismo craneal severo deberán dirigirse a este último).
- Dejar claro el centro al que se traslada, planificar la ruta (más fácil, cómoda y segura) para no encontrar problemas en el desplazamiento, seguir las normas de seguridad en la conducción en todo momento.

9. **Transferencia:** otro objetivo es la adecuada transferencia del paciente. Ésto supone traspasar la responsabilidad de la continuidad de cuidados a otros profesionales, para que se produzca sin problemas será preciso comunicar verbalmente y por escrito los hechos acaecidos, estado clínico inicial, medidas terapéuticas realizadas y de ser posible filiación y existencia de alergias.
10. **Reactivación:** el último objetivo de los equipos de emergencias será volver a la situación de alerta cuanto antes, lo que precisará la limpieza, revisión de equipos y material fungible y reposición del material gastado.

3.2.3. Objetivos terapéuticos en las áreas de rescate, socorro y base

Una vez establecida la señalización y sectorización del escenario en el que se ha producido la emergencia (labores organizativas) se procederá a iniciar la actividad asistencial, que será diferente en cada uno de las zonas que hemos delimitado.

a) Área de rescate o salvamento: es necesario tener presente, como se dijo anteriormente, que este área es de responsabilidad del grupo de rescate, aunque los sanitarios pueden trabajar en ella en determinadas circunstancias ya expuestas. Los objetivos en este sector serán:

   - Extraer a todas las víctimas de ese sector hacia un espacio contiguo que podemos denominar "nido de heridos", en el que comienza el área de socorro, siendo ya espacio del personal sanitario. En esta zona no se debe realizar clasificación de enfermos, de lo que se trata es de sacar a todos en el menor tiempo posible.

- Los auxilios prestados por el personal de rescate deben limitarse a gestos salvadores mínimos: permeabilización de vía aérea por maniobra de frente mentón o colocación en posición lateral de seguridad, compresión de heridas sangrantes o colocación de torniquetes en extremidades, desplazamiento con control de la región cervical.
- En el caso de que el grupo sanitario deba penetrar en el área de rescate para colaborar en una extricación complicada por estar la víctima atrapada o en mala situación clínica (o porque el grupo de rescate no esté todavía presente), la actuación se limitará igualmente a gestos salvadores que, en esta ocasión, incluirán: control de la vía aérea usando el método más adecuado según precise el paciente, infusión de soluciones cristaloides, control de la hemorragia, analgesia e inmovilización previa al desplazamiento si es necesaria.

b) Área de socorro: como se dijo antes en esta área es donde se produce la verdadera asistencia sanitaria. Ésta comenzará por el triaje o clasificación y se continuará por la atención precisa a cada afectado para disponerlo en situación de evacuación segura. En este caso los objetivos serán:

- Realizar la clasificación o triaje de todos los afectados que se encuentren en el nido de heridos, donde han sido llevados por el personal de rescate. Tras la realización del triaje cada una de las víctimas deberá:
  - Haber sido adjudicada a un grupo de prioridad como vimos anteriormente.
  - Ser etiquetada con una tarjeta identificativa que se corresponda con su color de triaje, tarjeta que debe ser unida al cuerpo por algún método.
  - Agrupada en una zona con el resto de pacientes con similar nivel de prioridad.
  - La atención sanitaria hasta aquí sigue limitándose a la realización de los gestos salvadores de los que venimos hablando en aquellos pacientes que los precisen. Estas acciones salvadoras es conveniente que queden reflejadas en la tarjeta de triaje (por ejemplo si se le ha aplicado analgesia o la hora de colocación de un torniquete).
- La asistencia sanitaria se prestará en el Puesto Médico Avanzado, al que serán trasladados los enfermos en función de su prioridad (en orden: rojos – amarillos – verdes). La atención que se preste irá encaminada a:

— RCP en paradas cardiorrespiratorias presenciadas por el equipo, en función del número de víctimas y de recursos existentes.

— Control respiratorio: asegurar la permeabilidad de la vía aérea, la ventilación y la oxigenación adecuadas. En este sentido pues las acciones que pueden ser necesarias son:

- Suplementar con oxígeno mediante gafas nasales, mascarilla tipo Venturi o mascarilla reservorio.
- Posición lateral de seguridad o colocación de cánula orofaríngea para permeabilización de la vía aérea en pacientes inconscientes y suplementar con oxígeno.
- Colocación de mascarilla laríngea o aislamiento definitivo de la vía aérea por intubación orotraqueal y conexión a ventilación automática.
- Instauración de drenaje torácico en caso de neumotórax a tensión o hemotórax masivo.

— Control circulatorio: se intentará conseguir estabilidad hemodinámica que permita efectuar una evacuación segura hacia otro nivel asistencial superior. Ello se conseguirá evitando la pérdida de sangre y reponiendo líquidos:

- Compresión de heridas sangrantes.
- Colocación de torniquetes en caso de que la compresión no sea eficaz en la contención de la hemorragia.
- Instauración de una venoclisis, es conveniente la existencia de dos vías venosas periféricas del mayor calibre posible (14G), si no son posibles se usarán calibres más pequeños o agujas intraóseas.
- Perfusión de soluciones de cristaloides (suero salino fisiológico o Ringer lactato).

— Analgesia: todos los pacientes politraumatizados por causa de sus lesiones padecen dolor, lo que colabora al disconfort y favorece la inestabilidad hemodinámica. Por ello un objetivo asistencial debe ser la adecuada analgesia de este tipo de enfermos según su necesidad. Para ello los fármacos más indicados en estas situaciones son los opiáceos mayores (principalmente fentanilo y cloruro mórfico por vía intravenosa y la ketamina (fármaco sedante con importante capacidad analgésica), que se podrán usar por vía intramuscular o intravenosa.

— Inmovilización: previo a la evacuación se deben aplicar sistemas de inmovilización de fracturas en extremidades o del eje vertebral si ello se considera necesario.

Una vez llevado a cabo todo este proceso asistencia en cada víctima, éstas estarán en situación de evacuación, para ello serán trasladadas desde el Puesto Médico Avanzado al Puesto de Carga de Ambulancias, situado ya en la proximidad del área de base.

c) Área de base: como dijimos anteriormente, en esta zona se disponen todos los materiales auxiliares, vehículos y se suele ubicar el puesto de mando avanzado con representantes de cada uno de los grupos que trabajan en la resolución de la emergencia (rescate, seguridad y sanidad principalmente). Desde el punto de vista sanitario los objetivos asistenciales para el área de base están en relación a la evacuación de los pacientes que lo necesiten hacia centros sanitarios. Para ello serán llevados hasta esta zona los pacientes que en la zona de socorro se consideren que están en situación de evacuación, estimando un orden de prioridad para realizarla.

A tener en cuenta en el proceso de traslado serán:

- Efectuar la evacuación en el orden de prioridad marcado desde el área de socorro.
- Todos los pacientes han de llevar documentación (que puede ser la propia tarjeta de triaje inicial) en la que conste su filiación (si ésta se conoce), constantes, alergias, lesiones observadas y tratamientos aplicados.
- El conductor de la ambulancia de traslado debe tener claro el hospital de destino, que se fijará teniendo en cuenta, como se ha dicho ya, la necesaria dispersión de pacientes entre distintos centros para evitar la sobrecarga excesiva de alguno de ellos y el concepto de centro útil con capacidad para manejar la patología del paciente.
- Asegurarnos de que el medio elegido para el traslado permite mantener una continuidad en los cuidados practicados hasta ese momento.

3.2.4. Gestos salvadores

Se consideran gestos salvadores a aquellas maniobras sencillas que modifican el pronóstico vital de una persona que ha sufrido un incidente que pone en peligro su vida.

Un primer grupo de gestos salvadores van dirigidos a corregir problemas respiratorios y circulatorios que en poco tiempo (minutos) pueden provocar la muerte de la persona siniestrada. En segundo plano, pero no menos importante, colocaremos la analgesia, ya que el dolor debe considerarse como una fuente importante de desestabilización de la situación hemodinámica de la víctima.

Los gestos salvadores deberán tener diferente categoría según el lugar en el que se lleven a cabo, el número de víctimas y la cualificación del profesional que los lleve a cabo. El orden de valoración (preguntas que debemos hacernos) cara a la realización de los gestos salvadores será siempre:

- ¿Existe permeabilidad de la vía aérea?
- ¿Es adecuada su ventilación y oxigenación?
- ¿Hay hemorragias visibles? ¿Hay signos de baja perfusión?
- ¿Tiene dolor?

Los gestos salvadores en el área de rescate o en el acto de triaje deben ser sencillos y rápidos, puesto que, en esos actos (salvamento y triaje) el tiempo es limitado. En el área de rescate es necesario evacuar precozmente a la mayor parte de personas y en el triaje hay que asignar prioridades a todos los afectados en el menor tiempo posible. Por tanto podemos esquematizarlos de la siguiente forma:

Gestos salvadores en área de salvamento
Encaminados a asegurar la vía aérea:
• Apertura de vía aérea con maniobra de frente mentón o elevación mandibular • Eliminación de cuerpos extraños en la boca • Inserción de cánulas de Guedel • Colocación en posición lateral de seguridad
Dirigidos a conseguir la estabilidad hemodinámica:
• Compresión externa de hemorragias o torniquetes
Manejo del dolor:
• Uso de analgesia, vía intramuscular*

*Por profesionales con capacidad para prescribir y aplicar fármacos

Sin embargo durante la asistencia en el área de socorro (o si un equipo sanitario entra en una zona de salvamento segura para asistir a una persona atrapada a petición de los grupos de rescate) el concepto de "gestos salvadores" se hace más amplio e incluye algunas técnicas adicionales.

Aunque la valoración del paciente en el área de socorro se realice después de haber sido clasificado y se hayan aplicado al paciente las medidas salvadoras iniciales, el esquema a seguir a seguir es el mismo, procediéndose a comprobar si existe compromiso de vía aérea y ventilación, estado de la circulación y necesidad de analgesia. Las preguntas del principio de este apartado siguen siendo válidas. A los anteriores gestos salvadores se añaden otros:

Gestos salvadores en área de socorro y con personal sanitario
Encaminados a asegurar la vía aérea:
• Apertura de vía aérea con maniobra de frente mentón o elevación mandibular • Eliminación de cuerpos extraños en la boca • Inserción de cánulas de Guedel • Colocación en posición lateral de seguridad • Oxigenación • Intubación oro o naso traqueal, punción cricotiroidea • Toracentesis en caso de neumotórax a tensión
Dirigidos a conseguir la estabilidad hemodinámica:
• Compresión externa de hemorragias o colocación de torniquete • Colocar una vía venosa o intraósea y perfusión de líquidos (suero salino o Ringer lactato)
Manejo del dolor
• Uso de analgésicos potentes vía intramuscular, intravenosa o intraósea • Inmovilización de fracturas

3.2.5. Atención médica ante situaciones especiales. Riesgos nuclear, radioactivo, biológico y químico (NRBQ). Explosiones

En la asistencia al paciente traumatizado pueden darse circunstancias que deben ser tenidas en cuenta y que tienen un manejo en parte diferente del que habitualmente se proporciona a este tipo de lesionados. Entre estas circunstancias a tener en cuenta encontramos las mujeres embarazadas, los grandes quemados, los que sufren un accidente por explosión, víctimas de un aplastamiento o los ahogados.

El manejo de este tipo de pacientes debe seguir el mismo orden que en cualquier otro paciente con patología traumática y añadir en su asistencia las peculiaridades que rodean a cada uno de ellos.

Por tanto en la **asistencia inicial** el equipo que atiende a la víctima del accidente debe seguir el mismo esquema que en cualquier otro paciente politraumatizado y que recogemos esquematizado en las siguientes líneas:

- A. (Airway)
  - Valorar la permeabilidad de la vía aérea bajo control de la columna cervical.

— Retirada de cuerpos extraños si procede.

— Colocación de tubo de Guedel en caso de bajo nivel de conciencia o colocación en posición lateral de seguridad.

— En fase posterior puede ser necesario el aseguramiento de la vía aérea mediante intubación orotraqueal o el uso de algún método alternativo a la misma.

- B. (**Breathing and ventilation**)

— Comprobar la respiración

— Proporcionar oxígeno mediante mascarilla tipo Venturi o mascarilla con reservorio

— Asegurar la ventilación. Puede ser necesario dar soporte respiratorio con resucitador manual y conexión a ventilación mecánica tras la intubación orotraqueal.

— Si se sospecha neumotórax a tensión será necesario un drenaje torácico de urgencia.

- C. (**Circulation**)

— Valorar el estado circulatorio de la víctima.

  - Relleno capilar: la recuperación del color al presionar sobre una uña de un dedo de la mano es inferior a 2 segundos en condiciones normales. El alargamiento de este periodo debe hacer suponer la existencia de inestabilidad hemodinámica. Es el primer signo en alterarse.

  - Medida de la frecuencia cardiaca: la taquicardia mantenida es otro dato a tener en cuenta para valorar la inestabilidad circulatoria en estos pacientes.

  - Tensión arterial, su descenso evolutivo nos debe poner en la pista de la inestabilidad, se asocia a los datos anteriores.

— Aplicar medidas si son necesarias:

  - Compresión externa en hemorragias o torniquetes si fuesen necesarios.

  - Instauración de una vía venosa periférica y reposición de líquidos (suero salino o Ringer lactato).

- D. (**Dysability**). Evaluación neurológica

— Valoración del nivel de conciencia mediante la Escala de Coma de Glasgow.

— Tamaño, simetría y reactividad a la luz de las pupilas.

- **E. (Exposure).** Exposición
  - — Se debe desvestir por completo al paciente para valorar lesiones externas.
  - — Protección del frío

Atención médica ante situaciones especiales. Explosiones

a) Mujeres embarazadas: durante el embarazo se producen una serie de cambios fisiológicos en la mujer que es necesario sean tenidos en cuenta en caso de prestar asistencia tras un traumatismo. Las modificaciones que más se deben tener en cuenta para la asistencia inicial en el traumatismo son:

- Aumento del volumen sanguíneo, hasta un 20 %, que puede retrasar la caída de tensión arterial, aunque el útero y el feto estén ya en una situación de hipotensión relativa.
- A partir de la semana 20 de gestación cuando la mujer se encuentra en posición supina el útero comprime la vena cava y la arteria aorta pudiendo dar lugar a hipotensión.
- Desciende la reserva espiratoria.

Y como consecuencia de ello es preciso en la mujer embarazada:

- — Realizar una temprana reposición de fluidos.
- — Proporcionar oxigenoterapia de forma precoz.
- — A partir de la semana 20 de gestación colocar a la mujer en decúbito lateral izquierdo (es necesario hacer una correcta inmovilización de eje vertebral).

b) Quemados: la aparición de quemaduras puede ser común a muchas circunstancias (accidentes de tráfico, accidentes laborales, incendios). Su gravedad y pronóstico varían en función de la extensión, la profundidad, la edad (más grave en ancianos y niños), la existencia de enfermedades previas y la presencia de otras lesiones asociadas.

El origen de la quemadura puede ser variado: térmicas (por llama o por contacto con cuerpos calientes), eléctricas o químicas. Cada una de ellas tiene sus peculiaridades. La presencia de quemaduras añadidas a otras situaciones supone el empeoramiento del pronóstico de la víctima.

Desde el punto de vista asistencial el manejo de los quemados, siguiendo el orden descrito al inicio de este apartado, debe tener en cuenta algunos aspectos:

- Es posible una lesión de las vías aéreas superiores en los pacientes que han estado en un incendio por calor, que causa edematización de la zona llegando a provocar una obstrucción de la vía aérea, por ello puede ser necesario la intubación orotraqueal precoz.

- Inhalación de gases asfixiantes (monóxido y dióxido de carbono principalmente) en atmósferas pobres en oxígeno, que se ha consumido en la combustión. Provocarán bajo nivel de oxígeno en la sangre, por ello es necesario proporcionar oxígeno de manera precoz a estos pacientes.
- Es preciso detener el proceso de la quemadura, inicialmente mojando la superficie con agua excepto en grandes quemados en los que existe riesgo de hipotermia. En caso de quemaduras químicas se debe lavar con agua durante un periodo prolongado (20 minutos) para arrastrar los restos de la sustancia causante.
- Tomar una vía venosa para reposición líquida agresiva. Estos pacientes pierden líquido con facilidad al haber desaparecido la capa cutánea, que protege ante esa pérdida de agua.
- Control de la temperatura. Por el mismo motivo que en el punto anterior la pérdida de calor corporal en estos pacientes es muy acusada. Por ello, una vez detenido el proceso de la quemadura es necesario abrigarlos e incluso perfundir suero caliente intravenoso.
- Tratamiento del dolor. En los quemados el dolor es muy acusado y es causa de sufrimiento e inestabilidad hemodinámica. Por ello debe ser manejado también de forma agresiva, con el uso de analgésicos opiáceos mayores a dosis necesarias para aliviarlo.

c) Afectados por explosiones: cualquiera que sea la naturaleza de la explosión, ésta puede producir en el accidentado tres tipos de lesiones:

- Lesión primaria por la onda expansiva (blast injury): por efecto directo de la onda de presión, afecta a órganos huecos, con contenido gaseoso (oído, tubo digestivo y pulmones). La afectación más grave suele ser la pulmonar. Puede no aparecer hasta pasadas unas horas en forma de disnea, tos y esputos hemoptoicos, por lo que este tipo de pacientes deben estar sometidos a vigilancia.
- Lesiones secundarias por el impacto de objetos desplazados, a manera de metralla, por la fuerza de la explosión. Causarán lesiones penetrantes o no en cualquier parte del cuerpo.
- Lesiones terciarias, causadas al golpear el cuerpo de la víctima que puede salir despedido por la intensidad en la explosión.

- Otras lesiones pueden ser quemaduras, lesiones por aplastamiento si se producen destrucción de estructuras, inhalación de gases producto de la explosión.

d) Víctimas con aplastamiento: se habla de aplastamiento cuando una persona ha sido mantenida a una compresión prolongada de extremidades y/o tronco, que provoca intensa destrucción muscular y puede conducir a la inestabilización hemodinámica y al fallo renal como consecuencia de la rotura muscular (rabdomiolisis).

   Durante el tiempo que dure el atrapamiento se aplicarán las medidas de soporte vital que el individuo precise y sea posible aplicar, tal y como se desglosa en otros apartados de este capítulo.

   Una vez liberado las extremidades aplastadas presentarán aspecto edematoso, con aumento de volumen, frialdad, coloración azulada y un mayor o menor grado de impotencia funcional. Puede aparecer hipotensión, taquicardia y presencia de orinas de color rojizo o marrón (por efecto de la destrucción de células musculares).

   De manera general en las primeras asistencias que se realicen, los equipos sanitarios deben continuar con las medidas de soporte vital y perfundir suero salino para intentar controlar la tensión arterial. Ya en el hospital se continuarán con otras medidas para evitar o paliar la insuficiencia renal.

   A nivel local (en la propia extremidad) es necesario estar alerta por la posible aparición del denominado "síndrome compartimental". Se denomina así a la afectación de un compartimento muscular en una extremidad que causa la aparición de signos debidos al aumento de la presión en una o más celdas musculares como consecuencia del edema que se produce tras un traumatismo intenso.

   Esta situación acontece porque cada grupo muscular está rodeado por un tejido denominado **fascia** que contiene, además del músculo vasos sanguíneos y nervios. El traumatismo causa inflamación en el músculo que produce su aumento de tamaño, dado que las fascias son inextensibles hay un aumento de presión dentro de ellas que causará lesiones en los músculos, nervios y vasos sanguíneos que contienen. Podrá reconocerse por la disminución de la sensibilidad al tocar la piel, dolor intenso de la extremidad, palidez importante y ausencia de pulsos periféricos.

   Cuando este síndrome aparece el tratamiento será la realización de **fasciotomías liberadoras** (cortes longitudinales en la extremidad que seccionen la fascia para disminuir la presión dentro del compartimento muscular), que deben practicarse en las primeras horas tras la aparición del síndrome, en un ambiente controlado y estéril por personal experimentado.

e) Ahogamiento y semiahogamiento: será necesario aclarar cierta terminología que rodea a las lesiones por inmersión:

- Ahogamiento: se denomina así al fallecimiento por asfixia causado por una inmersión más o menos prolongada.
- Semiahogamiento: circunstancia que se da en personas que sobreviven tras un periodo de inmersión, aunque sea temporalmente.
- Síndrome de inmersión: muerte súbita por parada cardiaca relacionada con la inmersión en agua fría.
- Ahogamiento húmedo: cuando en el contexto del ahogamiento el tejido pulmonar se llena de agua.
- Ahogamiento seco: por efecto de la inmersión en agua se produce un laringoespasmo que impide la entrada de agua en los pulmones, pero también la ventilación produciendo apnea e hipoxemia que conducen a la parada cardiaca.

Las medidas a tomar en estos casos estarán encaminadas a extraer del medio acuático a la víctima e iniciar cuanto antes las maniobras de soporte vital básico y avanzado que precise:

Si está en situación de PCR se deben iniciar las maniobras habituales de soporte vital básico (ventilación boca a boca y compresiones torácicas) hasta que se pueda iniciar el soporte vital avanzado. En relación a la recuperación de circulación espontánea de pulso, como en cualquier PCR, es crítico el tiempo desde que se produce la parada cardiaca y el inicio de la resucitación básica, pero la hipotermia por la inmersión y la aparición de este problema generalmente en gente joven sin patologías asociadas hace que ese tiempo sea más prolongado que en PCR de otra etiología.

— Si la víctima está inconsciente pero con respiración y pulso, se colocará en posición lateral de seguridad o se insertará una cánula orofaríngea en espera de poder proporcionar oxígeno y la realización de maniobras avanzadas de soporte vital y traslado a un centro hospitalario.

— Si la víctima está consciente es conveniente apoyarla con la aplicación de oxígeno, iniciar las maniobras de soporte avanzado que precise y traslado a un centro hospitalario.

— En todos los casos se debe tener en cuenta la hipotermia que generalmente acompaña a este proceso y proceder a medidas activas de recalentamiento.

f) Hipotermia: la hipotermia se determina por la existencia de temperaturas centrales por debajo de 35 ºC, considerándose ligera hasta los 32 ºC, moderada hasta los 28 ºC y grave por debajo de los 28 ºC. Al disminuir la temperatura corporal pueden presentar disminución de tensión arterial, frecuencia cardiaca y respiratoria. Con hipotermia grave estos pacientes tienen un importante riesgo de presentar fibrilación ventricular.

Por efecto del frío podremos encontrar dos tipos de alteraciones:

- Hipotermia accidental: cuando se presenta esta situación hay que proceder al recalentamiento:
  - Retirar al paciente del frío y mantenerlo en un ambiente caliente.
  - Administrar oxígeno, intubación si es necesaria.
  - Líquidos calentados por vía intravenosa.
  - Por debajo de los 32 ºC las drogas antiarrítmicas y la desfibrilación son poco eficaces, hay que mantener el soporte vital al menos hasta alcanzar esa temperatura.
- Congelaciones: si existe hipotermia asociada es necesario tratarla de manera concomitante. En el manejo inicial los tejidos congelados se deben introducir en agua entre 10 y 15 ºC y subir la temperatura 5 ºC cada 5 minutos (no más de 40 ºC).

g) Hipertermia: como consecuencia del calor pueden presentarse diversas entidades que, de menor a mayor gravedad son:

- Calambres por calor, no revisten gravedad, aparecen calambres en las extremidades tras ejercicio con elevación pequeña de la temperatura.
- Agotamiento por calor: lo más frecuente. Presentan debilidad, fatiga, cefalea, confusión. Se da en personas sanas tras ejercicio en ambiente caluroso o en ancianos con difícil acceso al agua. La temperatura corporal no suele ser superior a 38 ºC.
- Golpe de calor: forma más grave. La temperatura corporal es superior a 40 ºC. Puede darse por temperaturas ambientales elevadas o tras ejercicio extenuante. En este caso se suele producir una alteración del estado mental que conducirá al coma, asociado al aumento de temperatura corporal. El tratamiento consistirá en el enfriamiento, que debe iniciarse en el lugar donde se encuentre la víctima y mantenerse durante el traslado. Inicialmente con medidas externas, que consistirán en traslado a un lugar fresco, quitar ropas y aplicar compresas de agua fría en grandes pliegues y en la cabeza. En medio hospitalario se aplicarán otras medidas de enfriamiento externo e interno.

Riesgos nuclear, radiactivo, biológico y químico (NRBQ)

Las situaciones en las que muchas personas puedan verse afectadas por un incidente NRBQ pueden ser debidas a una causa accidental (avería en centrales nucleares, transporte de materiales químicos o radiactivos), en hechos bélicos o terroristas (guerra bacteriológica, uso de armas químicas o nucleares) o en el seno de situaciones epidémicas (gripe A, por ejemplo). La afectación de las personas puede ser directa, por encontrarse en las proximidades de la fuente contaminante, o indirecta, por encontrarse en el camino de desplazamiento de la nube contaminante.

La asistencia a este tipo de eventos debe tener en cuenta:

- Se han de cumplir los criterios generales de actuación en las situaciones con múltiples víctimas.
- Su asistencia implica el uso de equipos especiales de protección que aíslen al personal asistencial del contacto con el medio o con las personas afectadas. Existen diversas clasificaciones para los equipos de protección, la normativa europea, regulada por la norma EN943-2:2002, los agrupa en seis tipos, el uso de unos u otros se decidirá en función del agente agresor:
  - Tipo 1. Herméticos a gases con suministro de aire respirable.
  - Tipo 2. Trajes no herméticos a gases con suministro de aire respirable.
  - Tipo 3. Ropa con uniones herméticas a líquidos.
  - Tipo 4. Ropa con uniones herméticas a pulverizaciones.
  - Tipo 5. Ropa de protección frente a partículas sólidas.
  - Tipo 6. Ropa que ofrece protección limitada contra productos químicos líquidos.
- Aparición de síndromes diversos, según la naturaleza del agente contaminante. Además las víctimas podrán sufrir lesiones de otra naturaleza (por ejemplo traumatismos), lo que dificultará su manejo.
- Será necesario seguir un procedimiento de descontaminación de los afectados. Para ello se procederá a eliminar las ropas y hacer un lavado con agua en abundante cantidad, sobre todo ante la presencia de productos químicos que hayan estado en contacto con la piel. Todos los elementos contaminado (ropas y agua de lavado) deben mantenerse aislados para evitar contaminaciones secundarias del ambiente y de otras personas.

3.2.6. Soporte vital avanzado al atrapado (SVATR)

Entendemos por paciente atrapado aquel que no puede salir de su situación por sus propios medios, bien por causa de la deformidad de las estructuras en las que se encuentre (por ejemplo un vehículo accidentado), o porque su situación clínica no le permita hacerlo. Cualquiera que sea la causa del atrapamiento evidencia habitualmente una gran fuerza en el impacto y, por tanto, una situación clínica inestable en el paciente.

En su asistencia deberemos tener siempre presentes dos importantes cosas: 1) la seguridad de la víctima y del personal que realiza la asistencia y 2) recordar que las causas que pueden producir el agravamiento o el fallecimiento de la persona accidentada están relacionadas con la asfixia, la hemorragia y el shock y por tanto nuestra valoración inicial irá encaminada a detectar de manera precoz (y, en su caso a tratar) la existencia de cualquiera de esas tres situaciones.

Por tanto, tras esa valoración inicial debemos ir solucionando los problemas encontrados que puedan poner en peligro la vida, iniciar la analgesia y proceder a inmovilizar lesiones de manera previa a la extricación. Seguiremos, pues, el orden que se detalla a continuación en la asistencia a dichos pacientes:

1. Lograr la permeabilidad de la vía aérea.
2. Asegurar la ventilación pulmonar adecuada.
3. Control circulatorio.
4. Inicio de analgesia.
5. Inmovilización previa a la extricación.

Y actuaremos sobre ellos en el lugar en el que se encuentre el paciente, de manera previa a su rescate, puesto que por la gravedad de las lesiones no se puede esperar a la extricación del paciente para tratarlo. En la ubicación en la que se encuentre la víctima haremos al menos los “gestos salvadores” que se describieron en apartados anteriores. En la tabla siguiente los encontramos relacionados con cada uno de los 4 primeros puntos anteriores.

Gestos salvadores
1.- Permeabilización de la vía aérea
• Maniobra de frente mentón, con protección espinal • Colocación de cánulas orofaríngeas o nasofaríngeas • Punción cricotiroidea

2.- Ventilación y oxigenación pulmonar
• Oxigenoterapia • Intubación oro o nasotraqueal • Ventilación manual • Toracocentesis con angiocatéter
3.- Circulación
• Taponamiento de hemorragias mediante compresión • Venoclisis para infusión de líquidos (o vía intraósea si no es posible)
4.- Analgesia
• Analgesia por vía intravenosa, intraósea o intramuscular según disponibilidad

Control respiratorio

El manejo de la respiración en los pacientes atrapados, al igual que en los que no están, irá encaminado a lograr una adecuada permeabilidad de la vía aérea y la mejor ventilación pulmonar posible. Siempre con el suficiente control del segmento espinal vertebral. La eficacia o no de las acciones efectuadas la podremos comprobar con un dispositivo para medir saturación de O_2. Para el manejo de la respiración se podrían seguir las siguientes indicaciones:

- Paciente consciente: suplementar con oxígeno en mascarilla tipo Venturi al 50 %.
- Paciente inconsciente y ventilación espontánea: cánula orofaríngea o nasofaríngea y mascarilla con O_2.
- Paciente inconsciente con dificultad para la ventilación: intubación orotraqueal y ventilación manual con resucitador manual. Una vez extricado se conectará a ventilación automática.
- Obstrucción de la vía aérea superior: punción cricotiroidea.
- Neumotórax a tensión o hemotórax con distrés respiratorio progresivo: toracocentesis.

Control circulatorio

El control hemodinámico de estos pacientes lo haremos a través de:

- Evitar pérdidas hemáticas: compresión en los puntos de hemorragias exteriorizadas y, si fuese necesario, con la instauración de torniquetes en los miembros.

- Reposición de volúmenes perdidos en aquellos pacientes que los precisen. Para ello es necesario disponer de vías para la infusión de líquidos. La vía de elección es intravenosa periférica (al menos dos accesos venosos del mayor calibre que sea posible) y como segunda elección la vía intraósea. Por cualquiera de ellas podrá pasarse líquidos, inicialmente una carga de 1000 ml de suero salino o Ringer lactato y posteriormente actuar según criterio médico.

Analgesia

Las lesiones de todos los pacientes politraumatizados causan dolor, que colabora a la inestabilidad del paciente, por ello es preciso combatirlo. Lo más habitual es usar fármacos opiáceos (revisar el capítulo 2 de este libro), como el fentanilo o la morfina. Otra opción puede ser la ketamina, fármaco analgésico y sedante que ofrece la ventaja de poder usarse por vía intramuscular con buena respuesta.

Inmovilización

Las maniobras efectuadas para inmovilizar al paciente de manera previa a su extricación del lugar en el que se encuentre atrapado contribuirán en forma importante a la estabilización del mismo. Es necesario recordar que estas medidas pretenden:

- Evitar lesiones secundarias por incorrecta movilización y que podrían inestabilizar al paciente.
- No agravar las lesiones ya existentes.
- Disminuir el sangrado en fracturas óseas.
- Que la movilización cause el menor dolor posible.

Existen varios dispositivos para conseguir la inmovilización necesaria previa a la extricación, a continuación realizaremos una breve descripción de los mismos:

Materiales de movilización e inmovilización

Deben cumplir los siguientes requisitos:

- Deben inmovilizar.
- Fácilmente aplicables.
- Permitir el control de la vía aérea y la realización de maniobras de RCP.
- Ser válidos para todas las edades, personas obesas y embarazadas.

- **VENDAJES:** al referirnos a los vendajes podemos clasificarlos en varios tipos dependiendo de su utilidad:
  - Vendaje contentivo: se utiliza para contener el material de una cura.
  - Vendaje compresivo: se utiliza para ejercer una compresión de un área anatómica, ya sea para favorecer el retorno venoso o cohibir una hemorragia.
  - Vendaje rígido: se utiliza para inmovilizar completamente la parte afectada (venda de yeso).
  - Vendaje funcional: permite mantener cierta movilidad y funcionalidad de la articulación afectada evitando algunos efectos secundarios de la inmovilización completa.
- **COLLARÍN CERVICAL:** es el elemento más importante en la inmovilización de la columna vertebral y el que **primero** se debe colocar. Debe reunir las siguientes condiciones:
  - Ser rígido.
  - Disponer de apoyo mentoniano.
  - Tener orificio anterior que permita el acceso a la vía aérea a través de la tráquea.
  - Ser de fácil colocación.

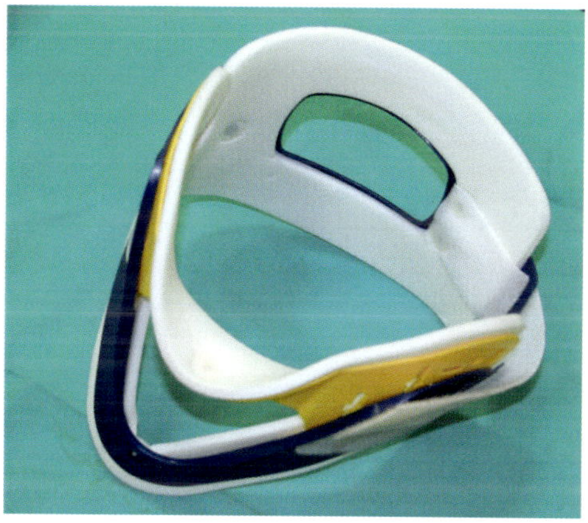

Figura 3.2. Collarín cervical.

Para la movilización del paciente se debe hacer control cervical o controlar los movimientos de lateralización complementando el collarín con el inmovilizador de cabeza o con el colchón de vacío.

- **INMOVILIZADOR DE CABEZA O "DAMA DE ELCHE":** se usa como complemento del collarín en una camilla, en el tablero espinal o en la camilla de palas. Restringe los movimientos de lateralización y de inclinación de la cabeza. Indicado siempre en la movilización (como alternativa tracción-estabilización manual continua) y el traslado-transporte de todo paciente traumatizado que tenga indicación de collarín excepto los que vayan en colchón de vacío que realiza la misma función.

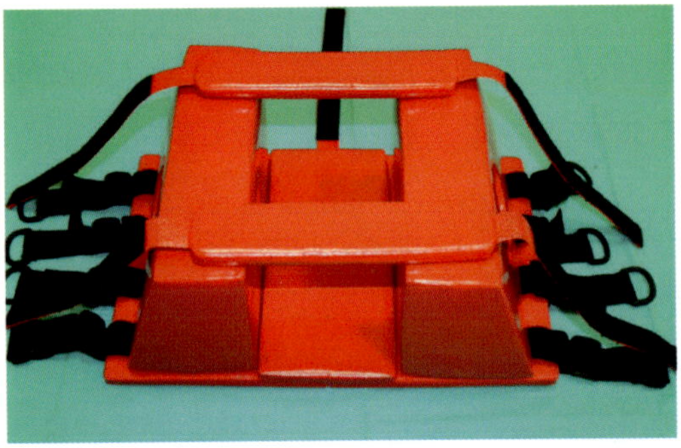

Figura 3.3. Inmovilizador de cabeza.

- **CORSÉ ESPINAL O FÉRULA DE KENDRICK (FERNO-KED):** su uso está indicado en la inmovilización para la extracción cuando hay sospecha de lesiones de columna. Complementa al collarín (no lo sustituye) tanto en los movimientos de flexo-extensión como en los de latero-flexión y rotación, usándolos conjuntamente se inmoviliza la columna vertebral.

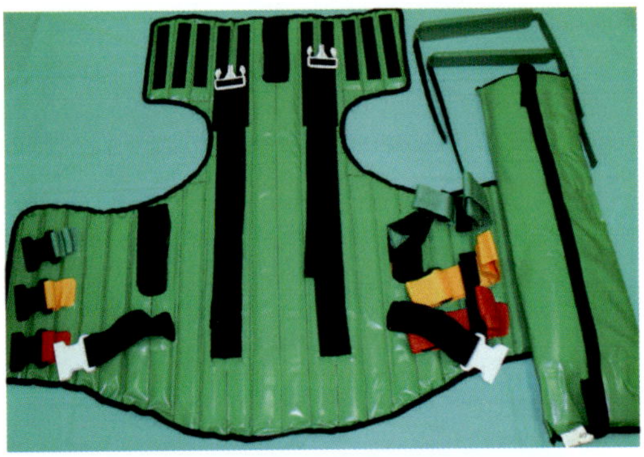

Figura 3.4. Férula de Kendrich.

El corsé espinal resulta muy útil para la extracción, pero una vez situado el paciente en un lugar adecuado se debe retirar lo antes posible, ya que dificulta la valoración y la realización de algunos gestos terapéuticos que pudieran ser necesarios.

Para retirarlo podemos utilizar una maniobra de rodadura en bloque, un levantamiento en bloque o la camilla de palas.

- **CAMILLA DE PALAS**: también llamada camilla de cuchara, de tijera o telescópica. Es de especial utilidad para el levantamiento, movilización y traslado de la víctima. Se trata de una estructura metálica, formada por dos ramas simétricas que se articulan en ambos extremos y que dispone de un sistema telescópico que permite variar su longitud.

  Se utiliza para la extracción desde el lugar del accidente, por ejemplo en el caso de precipitados a lugares poco accesibles, para movilizar a los pacientes desde el suelo a la camilla, para bajar a pacientes politraumatizados por las escaleras o un ascensor sin perder el eje cabeza-cuello-raquis. Se puede usar con inmovilizador de cabeza para asegurar la protección del cuello.

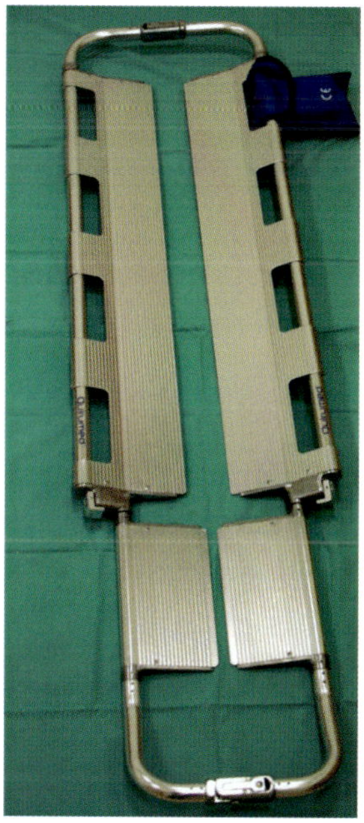

Figura 3.5. Camilla de palas.

- **TABLERO ESPINAL LARGO**: es una plancha de madera o material plástico completamente rígido de unos dos metros de longitud. Se usa en extracciones de coches y en movilizaciones o traslados desde el lugar del accidente hasta el lugar de atención o a la ambulancia. Se puede usar en combinación con el inmovilizador de cabeza.

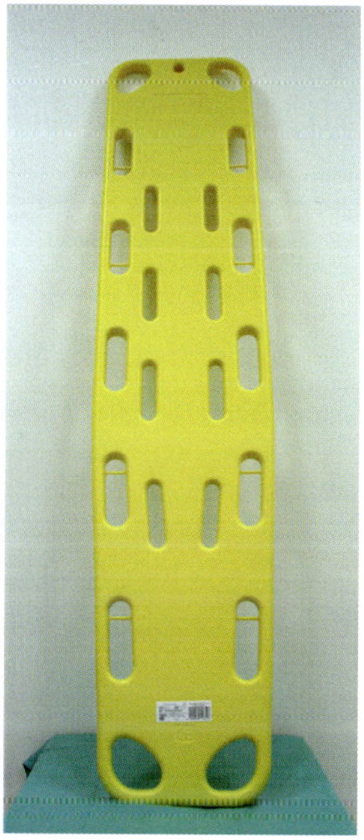

Figura 3.6. Tablero espinal.

- **COLCHÓN DE VACÍO**: es un colchón relleno de un material aislante en forma de bolitas de pequeño tamaño con una válvula a la que se aplica una bomba de aspiración. Al hacer el vacío adquiere una consistencia rígida adaptándose a las curvaturas fisiológicas y patológicas de todo el cuerpo.

  El colchón de vacío es un sistema de inmovilización ideal para el transporte ya que nos permite colocar al paciente en decúbito lateral si fuera necesario en el caso de que vomitara. Por tanto cuando se traslade un paciente traumático en una ambulancia o en un helicóptero se debe usar el colchón de vacío si se dispone de él, ya que además absorbe las vibraciones. No se debe usar como sustituto de la camilla de palas o del tablero espinal largo, ya que debe reposar sobre una superficie rígida como una camilla.

Para colocarlo se extiende el colchón evitando superficies con elementos cortantes o punzantes que podrían pincharlo. Se distribuye el contenido dándole forma para acoger la cabeza y colocando mayor cantidad de material en las zonas que queramos inmovilizar especialmente. Se coloca al paciente encima. Finalmente se conecta el sistema de aspiración a la válvula y se hace el vacío mientras amoldamos el colchón al paciente para que adopte la forma deseada.

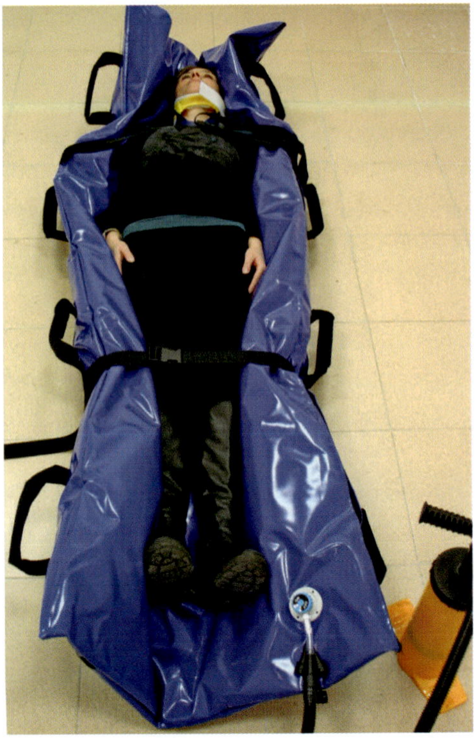

Figura 3.7. Colchón de vacío.

- **MATERIALES DE INMOVILIZACIÓN DE LAS EXTREMIDADES**

Los elementos de elección en la inmovilización de miembros son las férulas.

Cuando se emplee una férula, esta debe incluir las articulaciones proximal y distal de la zona afectada. Por eso no están indicadas en lesiones de cadera, fémur proximal, hombro y húmero proximal.

— Férulas rígidas: compuestas de diversos materiales (aluminio, varillas de hierro, tablillas de madera, etc.) la mayoría son de uso hospitalario Se colocan debajo de la extremidad, mientras se efectúa tracción de la misma y se fija mediante un vendaje. La férula debe inmovilizar las articulaciones situadas por encima y debajo del foco de fractura (esto es válido para todo tipo de férulas.

— Férulas neumáticas hinchables: pueden ser de varios materiales: plástico, tela o caucho. Las más recomendables son las de plástico transparente. Tienen la forma y tamaño del miembro a inmovilizar, las hay de brazo, antebrazo, pierna, etc. Poseen una válvula para el inflado y se cierran con sistemas de cremallera o velcro.

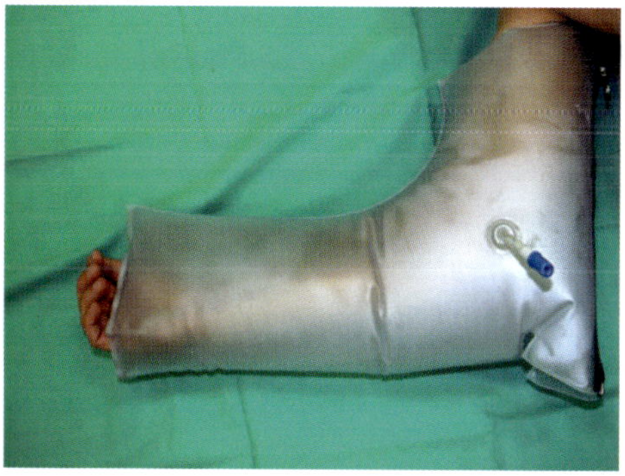

Figura 3.8. Férula hinchable.

— Férulas neumáticas de vacío: están compuestas de un material similar al colchón de vacío. Tienen las mismas formas y tamaños que las hinchables. Ventajas sobre las hinchables: la capacidad de inmovilización es algo mayor, se puede redistribuir el contenido y acumular mayor cantidad del mismo sobre el foco de fractura para obtener mayor inmovilización en esa zona, y en el caso de que la alineación no se pudiera efectuar por dolor y riesgo de lesionar otras estructuras como nervios y vasos, se pueden amoldar mejor a la forma deseada.

— Férula de tracción: se utiliza para miembros inferiores, se usa principalmente en fracturas de fémur distal y tibia proximal. Es ideal para los traslados ya que permite la inmovilización y tracción al mismo tiempo reduciendo significativamente el dolor.

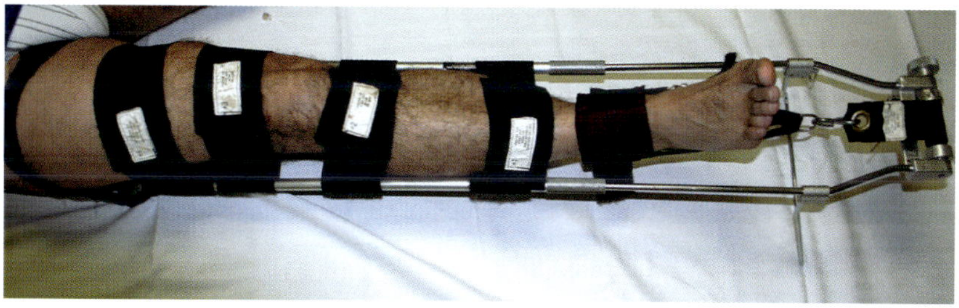

Figura 3.9. Férula de tracción.

Autoevaluación

Para comprobar los conocimientos adquiridos conteste las siguientes preguntas, sólo una de las opciones de respuesta es correcta.

3.1. Una catástrofe es:

a) Situación en la que corre peligro la vida de una persona o la integridad de alguno de sus miembros.

b) Evento súbito de efecto nefasto para la vida de las personas pero en el que los recursos sanitarios disponibles son todavía suficientes para satisfacer la demanda.

c) Suceso desgraciado. Fortuito. Alteración funcional de un organismo.

d) Situación de emergencia, en la que se altera el orden normal de las cosas y las posibilidades de asistencia habituales de la comunidad se ven desbordadas.

3.2. Son objetivos de la medicina de catástrofes:

a) Evitar difusión de la catástrofe y controlar el escenario.

b) Rescatar y salvar a personas amenazadas.

c) Realizar una asistencia sanitaria en base a prioridades.

d) Todos son objetivos de la medicina de catástrofes.

3.3. Son gestos salvadores durante el rescate y/o triaje, excepto:

a) Colocar en posición lateral de seguridad.

b) Apertura vía aérea-cánula de guedel.

c) Control de la hemorragia mediante compresión externa.

d) Intubación orotraqueal.

3.4. Dentro del decálogo de asistencia prehospitalaria en IMV, están los siguientes pasos excepto:

a) Alarma.

b) Dispersión.

c) Reactivación.

d) Triage.

3.5. Durante la fase de aproximación señale la incorrecta:

a) Llegada por el camino primero más seguro, después más rápido y más corto.

b) Se utilizarán: Alarmas acústicas y visuales.

c) Se utilizará siempre el camino más rápido.

d) Estacionamiento en zona segura.

3.6. En que noria de evacuación se evacúa al hospital?

a) 1ª.

b) 2ª.

c) 3ª.

d) Ninguna.

3.7. El concepto de centro útil quiere decir que se trasladará:

a) Al centro más cercano.

b) Al más completo.

c) Al más cercano que permita atender adecuadamente las lesiones de la víctima.

d) Todas son incorrectas.

3.8. El Puesto de Mando Avanzado (PMA) se coloca:

a) En una zona cercana al triaje.

b) En la zona base.

c) Junto al área de rescate.

d) En el hospital de referencia.

3.9. Respecto a la movilización e inmovilización de pacientes politraumatizados señale la respuesta falsa:

a) El traslado lo realizaremos preferentemente con colchón de vacío.

b) El corsé espinal (Ferno Ked) es un dispositivo para facilitar la extricación del paciente y se retirará para el traslado del paciente.

c) En una fractura de fémur podemos usar la férula de tracción (fernotrack).

d) Es necesario el inmovilizador de cabeza durante el traslado si hemos colocado al paciente en el colchón de vacío.

3.10. Es una norma general en la atención a las catástrofes:

a) Durante el proceso de clasificación sólo se realizan gestos salvadores.

b) Se asiste en función de la prioridad asignada.

c) Sólo se reanima si es parada presenciada y potencialmente reversible siempre y cuando haya recursos suficientes y ello no demore la asistencia a otros pacientes graves.

d) Todas son correctas.

4. Clasificación de las víctimas en emergencias colectivas. Triaje

Contenido

4.1. Triaje. Concepto. Evolución histórica

La palabra **triaje** es una palabra de origen francés relacionada con la clasificación de pacientes según su estado de salud, que aunque no está recogida en el Diccionario de la Real Academia de la Lengua Española, es de uso común en la medicina de urgencias y emergencias y está aceptada por la comunidad médica mundial. Se puede encontrar escrita en las diferentes publicaciones tanto con la letra "g" como con la letra "j".Este término se aplica tanto para la clasificación de víctimas en la asistencia prehospitalaria, como para pacientes en las urgencias hospitalarias. Nos referiremos principalmente en este capítulo al triaje extrahospitalario ya que es el que deberá realizar el TES si está solo o en colaboración con el personal sanitario, aunque se reseñaran diferentes aspectos del triaje que se aplica en los servicios de urgencias hospitalarios.

Podemos definir el triaje genéricamente como un conjunto de procedimientos sencillos rápidos y repetitivos efectuados sobre cada una de las víctimas que demandan asistencia en un momento dado y que orientan a los intervinientes sobre sus posibilidades de supervivencia y reversibilidad de las lesiones como consecuencia del proceso que le afecta.

El triaje en el medio extrahospitalario generalmente está basado en una información incompleta en un medio hostil, caótico y dramático, en un escenario que no conocemos, con un número indeterminado de víctimas, a lo que se pueden añadir condiciones adversas climatológicas, como lluvia, oscuridad, etc. También pueden aparecer riesgos añadidos para el personal asistencial como puede ser la atención de víctimas en una autopista, un incendio, obras, derrumbes etc. Todo esto añade dificultad y estrés a la persona responsable del triaje y la atención, que ya trabaja con recursos personales y materiales limitados. Dada la dificultad de tomar decisiones bajo estas circunstancias la persona encargada debe estar correctamente formada y disponer de experiencia en la atención extrahospitalaria.

Los inicios del triaje los podemos encontrar asociado a las contiendas bélicas como la mayoría de los avances en medicina extrahospitalaria. En las batallas libradas por los ejércitos de Napoleón, el jefe médico militar Barón Dominique Jean Larre fue el primero en formar a su personal para identificar lesiones para clasificar a los heridos en el frente tras recibir la orden de evacuar del campo de batalla solo a aquellas víctimas que tuvieran posibilidades de reestablecerse tras recibir atención médica, por lo que podemos considerarle como el padre del triaje moderno.

Ya en la I Guerra Mundial cuando se empezaron a utilizar vehículos motorizados para el transporte de heridos, se utilizaban criterios para clasificar a las víctimas y decidir el orden en que eran evacuados a la retaguardia según su gravedad.

A lo largo del siglo XX con la aparición y especialización de los sistemas de emergencias los modelos de triaje fueron evolucionando en los diferentes países y adaptándose a las características de cada sistema de salud.

4.2. Principios y objetivos del triaje

Los **principios** del triaje son salvar el mayor número de vidas haciendo un uso eficaz de los recursos disponibles. Lleva implícita la clasificación de los pacientes en diferentes niveles de urgencia o priorización de la asistencia. La clasificación de los pacientes se debe hacer en un tiempo corto, de forma ágil y efectiva, para que el proceso no pierda su razón primaria de ser, que es garantizar la seguridad de las personas que esperan para ser atendidos.

Existe una generalizada confusión entre el concepto de urgencia, tal como se entiende en los sistemas de triaje estructurado y el concepto de gravedad, no siendo infrecuente que al definir el triaje se hable de clasificación de pacientes por niveles de gravedad, cuando en realidad lo que clasificamos es el nivel de urgencia de los pacientes.

El tipo de triaje efectuado y sus objetivos dependerán de muchos factores, el principal es el escenario, ya que existe una diferencia sustancial entre el triaje hospitalario y el extrahospitalario. El medio hospitalario es un escenario seguro, con personal suficiente, con experiencia y hoy en día casi siempre están apoyados por programas informáticos que facilitan la toma de decisiones y la gestión de enfermos a su destino más adecuado. En cambio, el medio extrahospitalario es un medio hostil, en el que los recursos y la capacidad asistencial in situ son limitados.

El triaje es un acto dinámico, que se debe hacer de forma rápida, segura y precisa. Se considera que en aproximadamente 30s se debe poder triar a un fallecido, en un minuto a una víctima leve y en 3 minutos una grave, para no retrasar la clasificación del resto de las víctimas. Ante la duda de en qué categoría incluir a una víctima, nos decidiremos siempre por la categoría más grave, aunque caigamos en lo que se denomina sobretriaje o supra triaje.

Se debe hacer de forma completa, nadie debe ser evacuado antes de ser clasificado, con las excepciones lógicas, tales como situaciones de peligro importante para el equipo, oscuridad, meteorología adversa que dificulte el triaje. No se debe volver hacia atrás o empezar la atención hasta no haber clasificado a todas las víctimas, solo se realizarán maniobras salvadoras tales como la apertura de la vía aérea, colocación en PLS y compresión de hemorragias.

Al tratarse de un proceso dinámico, y poco habitual en nuestro entorno, sería recomendable la práctica de simulacros en los que intervinieran las distintas fuerzas de rescate, ya que de la experiencia de los equipos involucrados depende la calidad de la intervención.

La **persona responsable de realizar el triaje** depende de si el triaje es hospitalario, donde lo realizará generalmente el enfermero/a, hoy en día apoyado por programas informáticos específicos y modelos de triaje hospitalarios estandarizados, aunque dependiendo de los medios y del protocolo del hospital también es realizado por personal facultativo. En el caso del triaje extrahospitalario la persona encargada de realizar el triaje depende de la peligrosidad del escenario y de la oportunidad, ya que existen casos en que el primer triaje lo realiza el equipo de bomberos o rescatadores especialistas, cuando el personal del servicio de urgencias extrahospitalarias no puede acceder a las víctimas, en otras ocasiones existen lugares en los que los tiempos de respuesta de los Sistemas de Emergencias Médicas son prolongados por lo que el triaje inicial lo realiza el personal más cualificado o con mayor experiencia presente en el lugar.

Existen protocolos específicos en cada comunidad que son los que indican las funciones de cada miembro del equipo de la primera Unidad de Soporte Vital Avanzado en llegar, generalmente el primer triaje lo realiza el enfermero/a con apoyo del TES mientras el médico organiza el área de asistencia.

El número de víctimas es otro factor determinante, ya que uno de los pilares de la clasificación de pacientes es gestionar la atención de una manera eficaz salvando el mayor número de víctimas, lo que en el caso de grandes catástrofes o desastres puede modificar prioridades.

Los objetivos generales del triaje son fundamentalmente tres:

- Priorizar la atención del paciente grave.
- Organizar el flujo de pacientes o víctimas.
- Gestionar la atención de una manera más eficaz.

Según el Dr. Álvarez Leiva los **objetivos** del triaje extrahospitalario son:

- Asistencia precoz.
- Aplicar maniobras salvadoras.
- Determinar el grado de urgencia.
- Documentar a los pacientes.
- Controlar el flujo de víctimas.
- Asignar áreas de atención.
- Distribuir al personal por áreas asistenciales.
- Iniciar medidas diagnósticas.

- Iniciar medidas terapéuticas.
- Control precoz de las infecciones.
- Preparar la atención al público.
- Atención a los familiares.

4.3. Características del triaje

Como ya se ha comentado anteriormente, existen diferentes tipos de triaje pero todos ellos deben reunir las siguientes características:

- Debe ser fácilmente reproducible, de forma sistemática e igual para todos los pacientes.
- Los gestos, preguntas o intervenciones deben tener una utilidad clara y evidente para la discriminación del nivel de prioridad y de la supervivencia de los pacientes.
- Validez en cuanto a que las actuaciones del procedimiento estén sobradamente comprobadas por la comunidad científica respecto su eficacia.

Según el Dr. Álvarez Leiva, una buena clasificación en condiciones difíciles precisa de una disciplina de trabajo rigurosa y mantenida, la clasificación es siempre previa a cualquier tratamiento individualizado y debe tener las siguientes características.

- Personalizada: de forma individualizada para cada una de las víctimas.
- Dinámica: mantener una cadena de atención ininterrumpida, eficiente, regular en el tiempo empleado en cada uno de los afectados, sin interrupciones dilatadas en el análisis de ninguno de ellos.
- Permanente: en toda la cadena asistencial, reevaluando permanentemente a cada víctima, cada vez que entra en una estación asistencial nueva.
- Adaptada: al número de pacientes, la distancia a los centros asistenciales, el número de medios de transporte y la capacidad asistencial en la zona.
- Socialmente aceptable: siempre que las circunstancias lo permitan, mantener los núcleos familiares y sociales dentro de áreas próximas a su lugar de residencia.
- En sentido anterógrado: sin volver hacia atrás hasta haber examinado a todos.

4.4. Elementos para establecer un puesto de triaje

El puesto de triaje dependerá del escenario, hablaremos en un primer momento del puesto de triaje en la asistencia extrahospitalaria, donde el **primer triaje** se realiza en el punto de impacto si hay acceso y es seguro, o entre el "nido de heridos" y el puesto de asistencia médica avanzada (PAMA) si no es así, para este primer triaje se necesita:

- Personal entrenado y experimentado en asistencia en urgencias.
- Tarjetas de triaje.
- El equipo de protección individual (EPI).
- Material para realizar gestos salvadores como cánulas de guedel (fig. 1) de diferentes tamaños y vendas.
- Tijeras, linterna, bolígrafo o rotulador permanente.

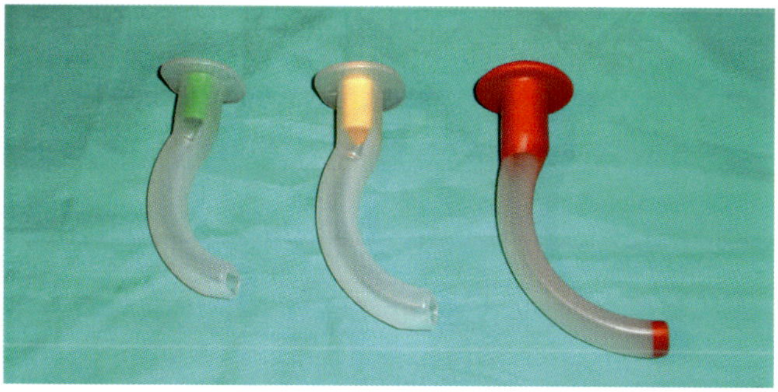

Figura 4.1. Cánulas de guedel de diferentes tamaños.

El segundo triaje se realiza en el PAMA, para lo que se requiere:

- Espacio físico adecuado, en una zona segura, con fácil acceso y flujo de ambulancias para la evacuación.
- Personal cualificado para el triaje y la atención en Incidentes de Múltiples Víctimas.
- Material y medicación para la primera atención/estabilización.
- Se debe contar con protocolos de actuación claros, conocimiento de los recursos disponibles tanto de personal como de unidades para la evacuación. Se debe conocer también el mapa sanitario, sus recursos y los lugares de evacuación y estar en contacto permanente con el Centro Coordinador de Emergencias

En el caso de las urgencias hospitalarias, se realizará un tercer triaje en el caso de catástrofes, y un primer triaje para atender la demanda general del hospital en condiciones normales. Condiciones para el triaje hospitalario.

- Espacio físico propio.
- Independiente.

- Equipado con el material básico.
- Buena comunicación tanto con:
  - Sala de espera.
  - Zona de tratamientos.
  - Exploración.
  - Observación.
- Personal entrenado.
- Idealmente se realizará triaje con apoyo/soporte informático. En se utilizan principalmente dos tipos de triaje en los diferentes hospitales:el sistema español de triaje, que está basado en el modelo andorrano (SET) o el Manchester Triage System (MTS).

4.5. Valoración por criterios de gravedad: inspección, evaluación y decisión terapéutica

En el proceso de clasificación o triaje es necesario realizar una valoración de las víctimas mediante procedimientos simples y así valorar sus posibilidades de supervivencia y recuperación, nos permite además considerar la necesidad de un tratamiento inmediato o en el PAMA, y también determinará el orden de evacuación y su destino.

Inspección: durante el acercamiento se localizarán las víctimas, según nos vayamos aproximando a la cada víctima observaremos su posición, buscaremos forma de acercarnos de manera segura, durante la inspección se intenta identificar rápida de la presencia de signos vitales, el estado de consciencia, la respiración y los movimientos espontáneos.

Evaluación: se realiza una evaluación sencilla del estado cardiorespiratorio, observando los movimientos respiratorios, la frecuencia respiratoria y cardiaca y el relleno capilar.

Se deben buscar sangrados, lesiones y deformidades. Valoración grosera del estado neurológico.

Decisión terapéutica: se decide que se va a hacer con el paciente, si precisa tratamiento inmediato o diferido, quien lo va a realizar y donde. Por lo que implica la movilización o activación de diferentes recursos tanto materiales como de personal en los diferentes niveles del flujo asistencial, y que pueden ir desde tapar una herida hasta activar la preparación de un quirófano.

4.6. Modelos prácticos del triaje

Existen diversidad de métodos de triaje y escalas de gravedad para la toma de decisiones en la clasificación de pacientes. Una de las más utilizadas se basa en la naturaleza de las variables empleadas en cada sistema de triaje, en base a esto se diferencian en modelos funcionales, lesionales y mixtos.

4.6.1. Funcionales

Se basan en la información aportada por las constantes vitales y las variables fisiológicas, como frecuencia cardiaca, presión arterial, etc. Por tanto asignan la prioridad según el estado de las funciones vitales de la víctima.

Pertenecen al la clasificación funcional:

- **Simple Triage and Rapid Treatment (START).**
- Revised Trauma Score (RTS), Trauma Score (TS) y Pediatric Trauma Score (PTS).
- Triage Sort.
- Triage Sieve.
- **Triage SHORT:**
  - Sale caminando.
  - Habla sin dificultad.
  - Obedece órdenes sencillas.
  - Respira.
  - Taponar hemorragias.
- Método rápido de clasificación en catástrofes (MRCC).

A continuación se describirá el método START, que puede ser utilizado por personal no sanitario durante el primer triaje si fuera necesario, y que sería el adecuado para realizar por los TES llegado el caso. Es un método de triaje básico que hoy en día es el más utilizado en la atención extrahospitalaria en España. En la actualidad se están desarrollando e implantando en nuestro país métodos de triaje avanzado para ser utilizados por personal sanitario formado en IMV adaptados a las características de nuestro sistema de salud, ya que la mayoría de los modelos utilizados son importados de países con diferencias sustanciales con el nuestro en cuanto a la atención sanitaria ,como por ejemplo que no tienen personal médico y de enfermería en el sistema de atención extrahospitalario.

El método START clasifica a las víctimas en cuatro categorías:

- Negro: fallecido o muerte inminente.
- Rojo: críticos, extrema urgencia.
- Amarillo: urgentes, que pueden demorar su asistencia unas horas.
- Verde: leves.

El método START puede ser utilizado por cualquier personal entrenado, no se debe emplear más de 60 segundos en la clasificación de cada víctima.

Se basa en cuatro observaciones: si camina, en su respiración, en su estado circulatorio y en su estado mental. Primero se comprueba si la víctima camina, si camina se clasifica como verde, si no camina se comprueba si respira, si es necesario se realiza apertura de la vía aérea, si no respira se le etiqueta como negro si con esta maniobra respira es rojo, si no precisa apertura de la vía aérea entonces se mide su frecuencia respiratoria, si es más de 30 se clasifica como rojo, si es menor se comprueba su circulación mediante el relleno capilar o la frecuencia cardiaca, un relleno capilar superior a 2 segundos o una frecuencia cardiaca superior a 120 lat/min indicaría un rojo, si es menor comprobaremos el estado mental si sigue ordenes sencillas se clasifica como amarillo, si no, como rojo. Ver la tabla a continuación que muestra el Método triage START.

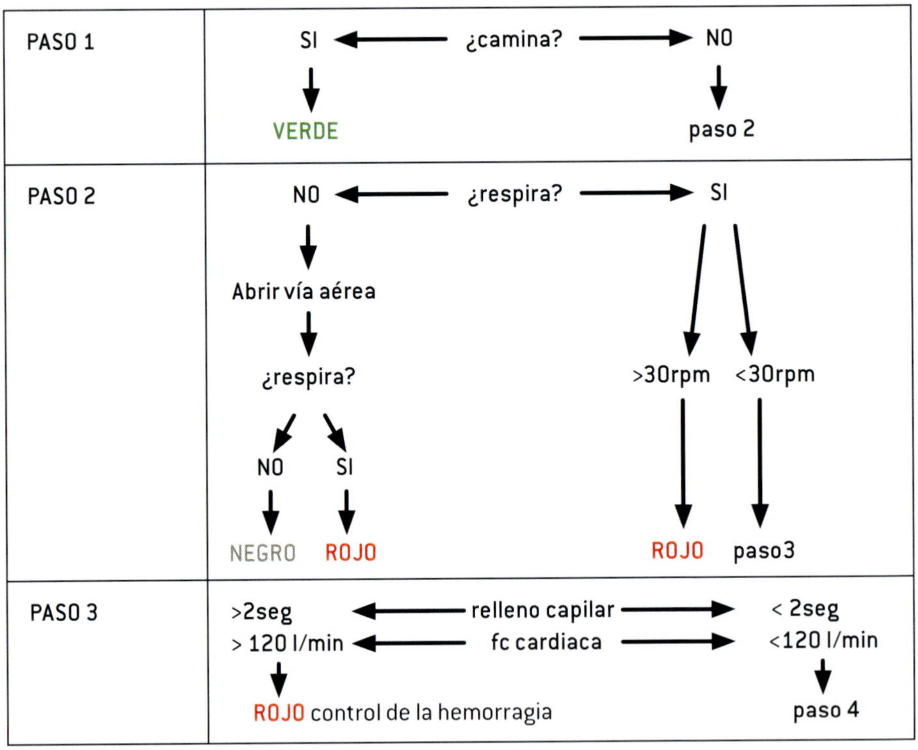

PASO 4	Estado mental ↙ Sigue ordenes simples simples ↓ AMARILLO ↘ No sigue ordenes ↓ ROJO

4.6.2. Lesionales

Se fundamentan en las lesiones o patologías que presentan los pacientes. Ejemplos de este tipo de clasificación:

- Injury Severity Score (ISS).
- Penetrating and Blunt Trauma Code (PBEL).
- Organ Injury Scale.

4.6.3. Mixtos

Utilizan tanto las constantes o signos vitales como en las lesiones o patología que presenten. Ejemplos de estos métodos mixtos son los siguientes:

- CRAMS.
- Escala de Lindsey.
- Trauma Index.
- Prehospital Index (PI).

4.7. Categorías de clasificación

Las víctimas susceptibles de ser clasificadas se suelen dividir en cuatro categorías clásicas, dependiendo del tiempo que pueden esperar para ser atendidos, primero serían los pacientes que requieren tratamiento inmediato, los que se pueden demorar como máximo seis horas, los que pueden esperar hasta 24h y los fallecidos o con lesiones incompatibles con la vida, en los que hagas lo que hagas el resultado será la muerte. Estas categorías se asocian a un código de colores: rojo como prioridad 1, amarillo como prioridad 2, verde como prioridad 3 y negro prioridad 0.

4.7.1. Primera categoría: extrema urgencia. Etiqueta roja

Se considera que tiene prioridad 1 en el tratamiento y/o evacuación, es una emergencia, son pacientes críticos potencialmente recuperables, con lesiones que precisan tratamiento inmediato como:

- PCR presenciada y reversible si hay personal suficiente. Asfixia, obstrucción mecánica de la vía aérea.
- Neumotórax a tensión.
- Shock hipovolémico.
- Evisceración.
- Politraumatizado inestable.
- TCE grave.
- Complicaciones obstétricas como un prolapso del cordón.
- Lesión penetrante en tórax con compromiso respiratorio.
- Quemaduras >20 %.

4.7.2. Segunda categoría: urgencia. Etiqueta amarilla

Se considera urgente, prioridad 2, son lesiones graves pero que pueden demorar su asistencia hasta su traslado a unidades de urgencia vital. Las patologías más representativas son:

- Shock estabilizado.
- Dificultad respiratoria controlada.
- Fracturas abiertas, luxaciones con compromiso vascular.
- Quemados con lesiones de hasta un 20 %.

4.7.3. Tercera categoría: no urgente. Etiqueta verde

A esta categoría se le asigna prioridad 3, pudiendo demorarse la atención más de 6 horas como máximo hasta 24 horas, sin compromiso vital por la demora, pero pueden producirse secuelas funcionales. Víctimas que deben ser atendidas por criterios de funcionalidad lesional o psicológica, que no deben distraer recursos del área de catástrofe hasta que no se hayan asegurado otros niveles asistenciales.

Ejemplos de esta categoría son:

- Heridas que pueden precisar sutura.
- Contusiones.
- Fracturas cerradas.
- Luxaciones.
- Lesiones que pueden esperar el tratamiento incluso más de 24h hasta la atención por su médico de cabecera, heridas menores, como lesiones oculares, patologías previas, dolores musculares, etc.

4.7.4. Cuarta categoría: fallecidos. Etiqueta gris/negra

No tienen prioridad y se les considera como fallecidos. Son víctimas que presentan lesiones incompatibles con la vida como pérdida de masa encefálica, PCR no presenciada. Pacientes que hagas lo que hagas van a fallecer por lo que no debe realizarse esfuerzo terapéutico.

4.8. Procedimiento de etiquetado (tanning). Tarjetas de triaje

Durante procedimiento de clasificación se debería producir el etiquetado de las víctimas para poder ser identificadas, controladas y mantener sus cuidados durante todo el proceso asistencial utilizando tarjetas a este proceso de etiquetado se le denomina también con el anglicismo tanning.

Existen diferentes modelos de tarjetas aunque las más utilizadas son las que utilizan una escala cromática.

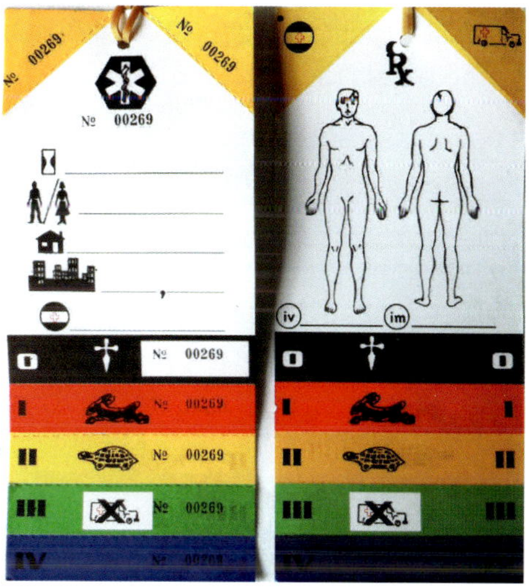

Figura 4.2. Tarjeta de triaje.

Las tarjetas deben tener espacio para registrar como mínimo la siguiente información:

- Datos de filiación. Es difícil que en un primer momento se puedan recoger esos datos, pero se debe identificar a la víctima aunque esté inconsciente o por su gravedad no se pueda comunicar de alguna forma, como pueden ser sus características físicas.
- Número. Cada tarjeta debe llevar un número que será igual en todas las pestañas que se vayan a recoger en cada puesto.

- Sexo.
- Lesiones que padece.
- Medicación administrada, la hora y la persona que la administra. Si se ha aplicado un torniquete o vendaje o cualquier otro tratamiento se registrará igualmente que la medicación.
- Horarios de clasificación, de toma de constantes, de entrada en PAMA, de evacuación.
- Escala cromática de grado de urgencia.

Siempre deben ir fijadas a la víctima (muñeca o tobillo), nunca a su ropa ya que sería más fácil que se extraviaran. Deben ser muy visibles y que no se deterioren en circunstancias adversas como puede ser la lluvia.

La pestaña inferior se la queda la persona que realiza el primer triaje, dejando en la tarjeta la pestaña con el color triado, por ejemplo, si es un paciente crítico clasificado como rojo, la persona que realiza el triaje se guarda las pestañas inferiores a este color, todas las pestañas que se pueden recortar deben ir numeradas con el mismo número de la tarjeta, como se muestra en la Figura 4.2.

Las pestañas de las esquinas superiores también irán numeradas, una se la quedará el médico responsable del PAMA y otra el conductor de la ambulancia encargada del traslado, este sistema permite en todo momento obtener un control de la persona que lo clasifica, de la responsable de su evacuación y de su traslado, aumentando la seguridad del correcto seguimiento e identificación de los pacientes durante todo el proceso que por su naturaleza ya es caótico.

Autoevaluación

4.1. Son gestos salvadores durante el rescate y/o triaje, excepto:

a) PLS.

b) Apertura vía aérea-cánula de guedel.

c) Control de la hemorragia mediante compresión externa.

d) IOT.

4.2. El método de triaje START incluye valoración de:

a) Estado mental.

b) Relleno capilar.

c) Frecuencia respiratoria.

d) Todas las anteriores.

4.3. En un accidente de autobús vemos a una mujer corriendo con la mano en el pecho diciendo que le cuesta mucho respirar, según el método de triaje START se clasificará como:

a) Verde.

b) Amarillo.

c) Rojo.

d) Negro.

4.4. En un derrumbe en el que no sabemos el numero de víctimas, en un primer momento encontramos 3 heridos, de los cuales uno dice estar bien y poder moverse sin dificultad, el segundo tiene la pierna rota la frecuencia respiratoria es de 20 y el relleno capilar normal y el tercero no respira, nuestra actuación será:

a) Clasificarlos según el método START como verde, amarillo y negro.

b) Abrir la vía aérea al tercero y si respira clasificarlo como rojo, al primero y al segundo como verde y amarillo respectivamente según el método START, se debe seguir clasificando.

c) El tercero no respira se pedirá ayuda y se iniciará RCP.

d) Todas son falsas.

4.5. Las tarjetas de triaje de uso más frecuente tienen...

a) 3 colores.

b) 4 colores.

c) 5 colores.

d) Se utilizan números no colores.

4.6. Es una norma general en la atención en múltiples víctimas:

a) Durante el proceso de clasificación sólo se realizan gestos salvadores.

b) Se asiste en función de la prioridad asignada.

c) Sólo se reanima si es parada presenciada y potencialmente reversible siempre y cuando haya recursos suficientes y ello no demore la asistencia a otros pacientes graves.

d) Todas son correctas.

4.7. En una explosión hay 20 heridos, el primero que vemos no camina, tiene varios cortes y dice que le cuesta respirar, contamos la frecuencia respiratoria y es de 45, según el método START se clasificará como:

a) Rojo.

b) Verde.

c) Amarillo.

d) Es preciso mirar el relleno capilar para realizar triaje.

4.8. La persona que realiza el triaje se queda con la pestaña de la tarjeta:

a) Del borde inferior.

b) De la esquina superior.

c) Apunta el número en su libreta pero no retira ninguna pestaña.

d) Ninguna es correcta.

4.9. Nos encontramos en un accidente de autobús a una mujer sentada que no respira al colocarle el tubo de guedel. Se triara según método START como:

a) Rojo.

b) Verde.

c) Amarillo.

d) Negro.

4.10. Son objetivos del triaje todos excepto:

a) Priorizar la atención del paciente grave.

b) Organizar el flujo de pacientes o víctimas.

c) Realizar diagnósticos.

d) Gestionar la atención de una manera más eficaz.

5. Evacuación de las víctimas a diferentes áreas asistenciales

Introducción

La evacuación se produce por la necesidad de movilizar pacientes entre distintos niveles asistenciales, en general porque las posibilidades terapéuticas se han agotado o porque la necesidad de cuidados se va a prolongar en el tiempo. La noria podrá establecerse a distintos niveles, bien sea desde el punto de impacto al área de socorro, o de éste al punto de carga de ambulancias, o desde él a los centros hospitalarios o, por último, entre éstos. Los materiales y medios a usar son diferentes en cada una de ellas, desde el simple braceo hasta el más sofisticado medio de transporte de enfermos.

Contenido

5.1. Norias de evacuación: primera, segunda, tercera y cuarta noria
5.2. Puesto de carga de ambulancias (PCAMB)
5.3. Dispersión hospitalaria de pacientes
5.4. Registro de dispersión hospitalaria

5.1. Norias de evacuación: primera, segunda, tercera y cuarta noria

La denominación "noria" para designar a esta actividad se debe a que los mismos medios (personas o ambulancias) regresan al punto inicial para recoger más afectados pendientes de traslado, de manera similar a los cangilones de una noria que vuelven al inicio para recoger más agua.

- **Primera noria:** lleva los afectados desde el punto de impacto o área de salvamento al lugar determinado para realizar el triaje, ya en el área de socorro, que en ocasiones se denomina "nido de heridos". Esta noria es realizada por servicios de rescate, aunque en momentos iniciales puede ser efectuada por voluntarios o afectados por el incidente que han resultado ilesos. Los medios son escasos o nulos al principio, cuando la respuesta está organizada pueden existir camillas de campaña.

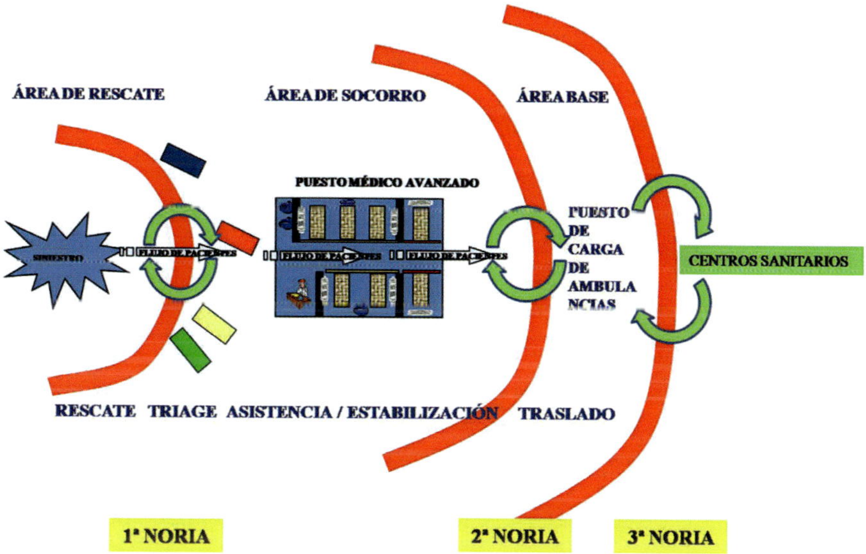

- **Segunda noria:** en el nido de heridos las víctimas toman contacto con el personal sanitario, que realiza gestos salvadores y clasifica a los afectados en niveles de prioridad según la naturaleza de sus lesiones. traslada a las víctimas desde el nido de heridos al puesto médico avanzado, donde se realizará la asistencia a las mismas. Una vez priorizados son asistidos hasta que se consideran estabilizados y están preparados para su evacuación. La **segunda noria** será la encargada de trasladar a los enfermos asistidos hacia el puesto de carga de ambulancias. Se realiza por camilleros y tiene una organización en función de la prioridad para traslado y de la disponibilidad de recursos de transporte. El transporte se realizará en camillas.
- **Tercera noria:** se denomina así a la que se establece entre el puesto de carga de ambulancias y los distintos centros sanitarios (centros de atención

primaria u hospitales locales). El traslado se realizará en aquel recurso que permita mantener los cuidados aplicados al paciente (por ejemplo si una víctima precisa ventilación mecánica el medio de traslado deberá ir dotado de un sistema de respiración mecánica). Los recursos a usar serán ambulancias medicalizadas (UVI-móvil), ambulancias de soporte vital básico, ambulancias no asistenciales o incluso vehículos de transporte colectivo, en función de las necesidades del paciente a trasladar.

- **Cuarta noria:** corresponde al transporte interhospitalario por sobrecarga de un centro o necesidad de cuidados especiales en otro hospital. Si la dispersión de heridos y el traslado al centro útil, de los que hemos hablado anteriormente, se realiza correctamente el número de traslados entre hospitales quedaría muy reducido. Generalmente se realiza en ambulancias medicalizadas.

5.2. Puesto de carga de ambulancias (PCAMB)

Es el lugar en el que se concentran los vehículos de transporte sanitario y al que son llevados los enfermos en situación de evacuación para ser embarcados en aquellos y trasladados al centro sanitario al que vayan dirigidos.

La concentración de los medios de transporte en un solo lugar y el ordenamiento de su funcionamiento colabora en el control de la evacuación, favoreciendo el conocimiento del número, la patología y el destino de cada uno de los traslados, permitiendo la adecuada dispersión de heridos entre distintos hospitales y la utilización del concepto de centro útil al que dirigir a cada paciente concreto.

El lado opuesto correspondería al no establecimiento de dicho puesto, la existencia de evacuaciones salvajes, sin tener en cuenta las patologías ni el lugar de destino, lo que conduciría a sobrecargar los servicios de urgencias de unos centros mientras que en otros se verían pocos pacientes.

Esta zona estará bajo la supervisión y control de una persona, que será el **responsable del puesto de carga de ambulancias,** que tendrá adjudicadas las siguientes funciones:

- Organizar un espacio físico, de fácil acceso y cercano al puesto médico avanzado, donde puedan llegar de manera ordenada ambulancias y los pacientes puedan ser desplazados con facilidad.
- Ordenar el tráfico para evitar el colapso de la zona
- El lugar debe estar ubicado de manera que las ambulancias no tengan que efectuar maniobras para entrar y salir de él.

- Evitar que los conductores de las ambulancias de evacuación las abandonen para realzar otro tipo de tareas.
- Filiar a cada víctima que sale del área de socorro.
- Asegurarse que todos los evacuados portan un documento con información clínica (por ejemplo la tarjeta de triaje que le debe acompañar desde el inicio de la asistencia).
- Comprobar que el medio de traslado es el adecuado para su patología y necesidad de cuidados.
- Comunicar al conductor de la ambulancia el centro de destino de cada paciente que sea evacuado.
- Anotar el centro sanitario al que se dirige cada paciente.

El traslado de afectados podrá realizarse en diferentes tipos de vehículos, se hará según las indicaciones del personal que ha realizado la asistencia en función de las necesidades del paciente e intentando optimizar los recursos de la mejor manera posible. Los diferentes tipos de medios de traslado podrán ser:

- Ambulancias no asistenciales: no acondicionadas para prestar asistencia en ruta, a su vez se dividen en:
  - Vehículos de transporte colectivo: para el desplazamiento de varias víctimas de manera simultánea, serán afectados con lesiones leves que no precisen ningún tipo de asistencia en ruta.
  - Ambulancias convencionales: permiten el traslado de un paciente en camilla. Al no estar acondicionadas para la asistencia se deberán usar en el traslado de pacientes con afecciones leves y que no precisen soporte durante el tiempo que se tarde en llegar al centro hospitalario.
- Ambulancias asistenciales: Diseñadas y equipadas de manera que puedan proporcionar asistencia en ruta, se usarán pues para el traslado de pacientes que precisen algún tipo de soporte en el camino hacia el centro sanitario. Según su equipamiento de personal y material se diferencian:
  - Ambulancias de soporte vital básico (medicalizables): para el traslado de pacientes con patologías que requieren un mínimo control que no tenga que ser prestado necesariamente por médicos y/o enfermeros, aunque eventualmente pueden incorporar a estos profesionales si fuese necesario.
  - Ambulancias de soporte vital avanzado o UVI-móvil (medicalizadas): en su dotación incluye la presencia de personal sanitario, médico y enfermero. Se usarán para el traslado de pacientes de alto riesgo que precisan

vigilancia y asistencia intensiva en ruta. Además este tipo de vehículos, tanto por su equipamiento como por la formación de su personal, en caso de necesidad pueden usarse como puesto médico avanzado o como una extensión del existente en el lugar, para asistir a las víctimas de primera prioridad (rojos), estabilizarlos y una vez en estado de evacuación permitir el traslado en unidades asistenciales de soporte vital básico.

El **lugar** destinado a puesto de carga de ambulancias debe estar claramente señalizado y situado en el área de base, pero cercano al lugar del área de socorro, donde se produce la estabilización de pacientes. Debe ser un lugar que permita el acceso de las ambulancias y su salida sin necesidad de realizar maniobras y circularán en una sola dirección. A velocidad de las ambulancias en esta zona no debe ser superior a 10 km/h.

5.3. Dispersión hospitalaria de pacientes

El planteamiento para la evacuación de heridos hacia centros sanitarios debe realizarse teniendo en cuenta:

- El número total de víctimas.
- La cantidad víctimas en cada uno de los niveles de prioridad.
- Número y tipo de recursos de traslado.
- Número de hospitales y centros de salud.
- Especialidades y medios diagnósticos presentes en cada hospital.
- Capacidad de cada uno de los centros de absorción de pacientes urgentes/emergentes.

Todo ello ayudará a tomar la decisión del centro a donde pueda ser trasladado cada una de las víctimas, intentando con ello:

- Derivar al paciente a un centro que sea útil para manejar su patología, bien sea en cuanto a diagnóstico o tratamiento.
- No sobrecargar en exceso un centro sanitario, valorar su tamaño, dotación de personal y que número de urgencias es capaz de manejar.
- Los pacientes de primera y segunda prioridad (rojos y amarillos) deben ser enviados a centros hospitalarios porque probablemente necesiten medios diagnósticos o terapéuticos que les deberán proporcionar en esos establecimientos sanitarios.
- Los pacientes de tercera prioridad (verdes) pueden ser trasladados a centros de atención primaria.

5.4. Registro de dispersión hospitalaria

Para conseguir todos los objetivos que hemos atribuido al puesto de carga de ambulancias es conveniente contar con un registro en el que se vean recogidos tanto características de los centros asistenciales susceptibles de recibir pacientes, como datos de los pacientes trasladados.

Entre los datos de centros asistenciales deberían estar recogidos:

- Existencia de servicios de urgencias y dotación de personal.
- Existencia de quirófanos operativos y personal de servicio.
- Especialidades presentes en cada uno de los hospitales (neurocirugía, traumatología, cirugía general).
- Medios diagnósticos en cada uno de los hospitales.
- Además debería conocerse, actualizado, el nivel de ocupación (a través del centro de coordinación), de manera que si uno de los centros se considera saturado no se envíen más pacientes hasta que pueda procesar los que ya tiene y esté en condiciones de recibir otros nuevos.

Con esos datos y las indicaciones del personal sanitario que ha participado en la estabilización de cada paciente se deberá decidir el tipo de medio de transporte a usar y el centro al que debe dirigirse.

Los datos que se deben registrar de los pacientes que se trasladen serán al menos:

- Filiación, o si no es posible conocerla, al menos datos que permitan identificarlo (sexo, edad aproximada, características físicas).
- Patología y prioridad que se le concede.
- Medio de transporte utilizado (identificar individualmente cada medio, por ejemplo a través de la matrícula o de un código interno).
- Centro sanitario al que se deriva.

Autoevaluación

5.1. Señale la respuesta correcta acerca de la primera noria:

a) Se denomina así a la noria que se realiza para evacuar los heridos hacia los hospitales.

b) Puede ser realizada por equipos de rescate, por voluntario o por los propios afectados.

c) Se realiza siempre con material especializado (medios de inmovilización, camillas).

d) Es preciso estabilizar perfectamente a los pacientes de manera previa a su realización.

5.2. Respecto a la segunda noria (marque la falsa):

a) Se produce entre el nido de heridos y el puesto médico avanzado.

b) Previamente se establece un nivel de prioridad mediante la realización de triage.

c) Una vez clasificados los pacientes los primeros que "entran" en la noria son los amarillos.

d) Inicialmente se movilizarán los pacientes clasificados como rojos.

5.3. Respecto a la evacuación a centros hospitalarios (marque la falsa):

a) Es el cometido de la tercera noria.

b) Se trasladan siempre los afectados al hospital más cercano.

c) Se inicia en el puesto de carga de ambulancias.

d) Los pacientes son evacuados en el vehículo más adecuado en función de su patología.

5.4. La cuarta noria (señale la correcta):

a) Si se realizan las evacuaciones de manera correcta puede no ser necesaria.

b) Es la que se produce entre los hospitales y los domicilios de los pacientes.

c) Siempre se realizará en ambulancias convencionales.

d) Se llaman así cuando las evacuaciones se producen hacia hospitales de otra provincia.

5.5. ¿Cuál de las siguientes afirmaciones no es correcta acerca del puesto de carga de ambulancias?

a) Se dispondrá de forma que las ambulancias no deban hacer maniobras para entrar y salir de él.

b) Se ubica cerca del puesto médico avanzado, dentro del área de socorro.

c) La velocidad de circulación en él no debe exceder los 10 Km/h.

d) Debe de existir una persona responsable del puesto de carga de ambulancias.

5.6. En el momento de realizar la evacuación a hospitales deben de tenerse en cuenta:

a) Especialidades presentes en cada uno de los centros de destino.

b) El número total de víctimas.

c) La cantidad víctimas en cada uno de los niveles de prioridad.

d) Todas las anteriores.

5.7. De entre los siguientes, ¿Cuál no le parece prioritario registrar en un conjunto mínimo de datos de los pacientes evacuados?

a) Datos personales (nombre y apellidos), si no fuese posible anotar datos que permitan reconocerlo (edad, sexo, raza, color de pelo).

b) Patología y prioridad que se le concede para el traslado.

c) Centro sanitario al que se dirige.

d) Domicilio de la víctima.

Bibliografía

Álvarez Leiva C., Serrano Bermejo H., Macías Seda J. *Soporte vital avanzado al paciente atrapado SVATR.* Puesta al día en Urgencias, Emergencias y Catástrofes, 1999: 1; 1: 23-28.

Álvarez Leiva, C. *Manual de procedimientos en gestión de crisis.* Editorial ARAN S.A. Madrid, 2008.

Álvarez Leiva, C. *Manual de Atención a Múltiples Víctimas y Catástrofes.* Editorial ARAN S.A. Madrid, 2007.

Andrew Lockey (Coordinador). *Manual de Soporte Vital Avanzado.* Guías ERC, 2010.

Carrasco Jiménez, M. S. *Control del escenario. Procedimientos y materiales.* Puesta al día en Urgencias, Emergencias y Desastres; 1999, vol. 1, nº1: 18-22.

Carreras E., Concha A., Serrano A. *Soporte Vital Avanzado en Trauma Pediátrico.* Ed. Ergon, Madrid, 2011.

Cique Moya A. *Zonificación sanitaria en incidentes NBQ.* Emergencias 2007; 19:211-221.

Esquinas Rodríguez A. M. (Editor). *Noninvasive Mechanical Ventilation: theory, equipment and clinical applications.* Ed. Springer, Berlin 2010.

Esquinas Rodríguez A. M. (Editor). *Asociación y Escuela Internacional de Ventilación Mecánica No Invasiva,* 2010.

Jiménez Murillo L. *Medicina de Urgencias y emergencias, guía diagnostica y protocolos de actuación.* Ed. Elsevier. Barcelona, 2010.

Noji, Eric K. *Impacto de los desastres en la Salud Pública.* Organización Panamericana de Salud. Bogotá (Colombia), 2000.

Piñeiro Sande N., Martínez Melgar J. L., Alemparte Pardavila E., Rodríguez García J. C. *Golpe de calor.* Emergencias, 2004; 16:116-125.

Sigales Ruiz, S. R. *Catástrofes, víctimas y trastornos: hacia una definición en Psicología.* Anales de Psicología, 2006, vol. 22 nº1, pp.: 11-21.

Suárez Bustamante R. (Coordinadora). *Guía legal de emergencias extrahospitalarias.* SAMUR-Protección civil. Ayto. Madrid, 2005.

Tobin, M. J. *Principles and Practice of Mechanical Ventilation.* 3ª Edición. McGraw-Hill. New York, 2012.

Varios autores. Arrazola Saniger, M. (coordinadora). *Farmacología aplicada.* Formación continuada Logos. 13ª edición, 2011.

Varios autores. *Manual del curso de reanimación cardiopulmonar básica y avanzada pediátrica.* Guías ERC, 2010.

Varios autores. *Programa Avanzado de apoyo vital en trauma para médicos.* 9ª Edición. American College of Surgeons, 2013.

Varios autores. Martínez Tenorio, Pedro (coordinador). Manual para el manejo de los incidentes de múltiples víctimas en la urgencia extrahospitalaria. SUMMA 112. Comunidad de Madrid. 2012.

Varios autores. PHTLS: soporte vital prehospitalario al trauma. Editorial Elsevier, S.A. 7ª edición. 2011.

Varios autores. Soporte Vital Avanzado al Trauma. Editorial Masson. 2ª edición. Barcelona, 2008.

Villabrille Calderón, Cristina; Castro Delgado, Rafael (director). Concepto de Urgencia, Emergencia, Catástrofe y Desastre. Trabajo fin de Máster en Análisis y Gestión de Emergencia y Desastre. Universidad de Oviedo, 2013.